「こうして治した」実証例、すべてを開示！

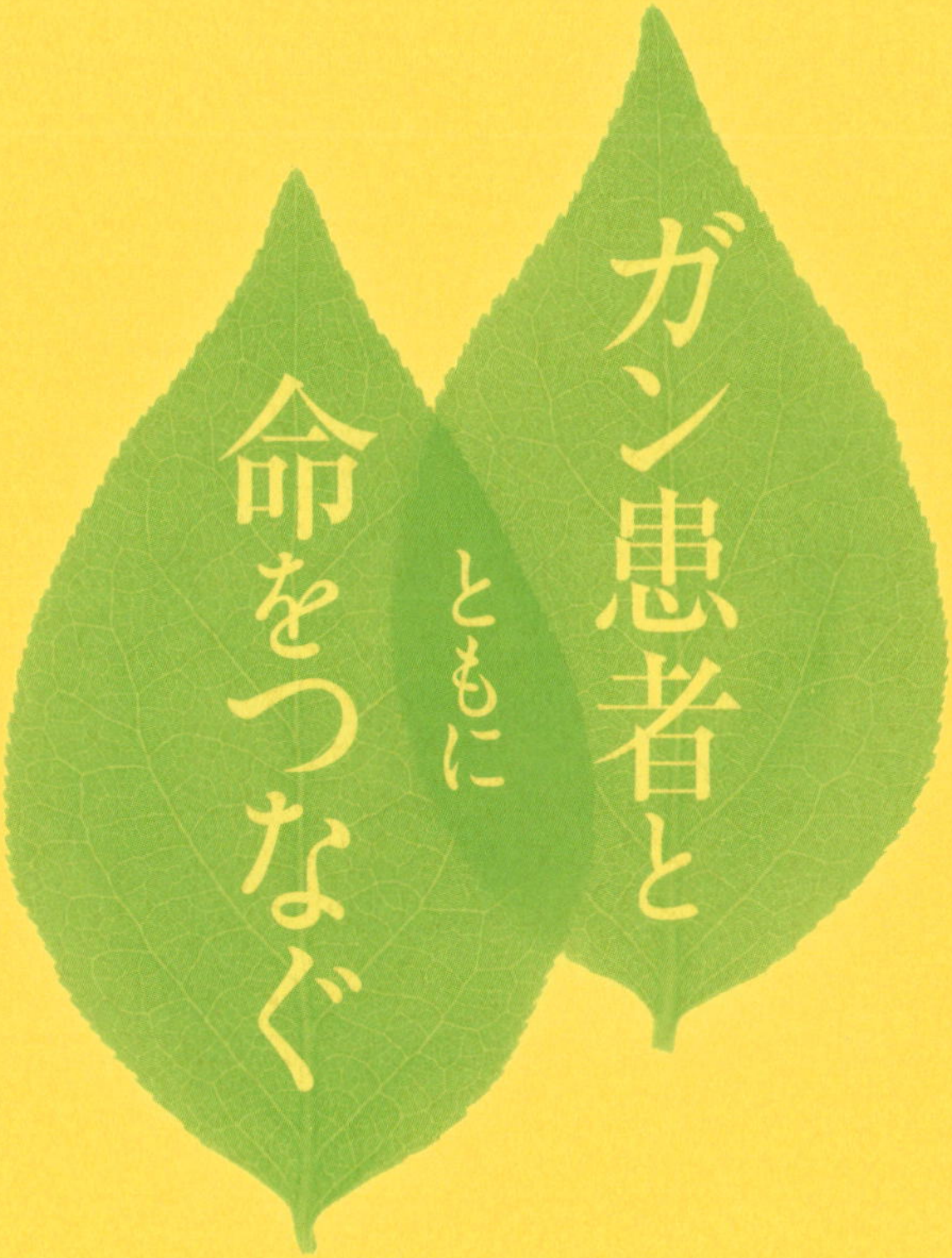

ガン患者とともに命をつなぐ

鶴見クリニック院長
鶴見隆史 著

グスコー出版

はじめに——「人の命を救う」という役割の意義

私は、過去に四冊ほどガンに関する本を書き出版しました。書いたときには、それぞれ皆、「まあ、良い内容だな」と自分なりに納得していました。しかし、時が経過していくとともに次第に物足りなさを感じるようになりました。

今にして思うと、ガンを退治するための決定的なもの、言わば「最強の武器のようなもの」が欠けていることに気がつきました。例えば、抗ガン剤に替わる強力なサプリメントにしても、従来のものは今ひとつ強さに欠けるところがあった、と言わざるを得ませんでした。

しかし、本書は違います。私には自信があります。その理由は、患者さんを治す臨床の現場で、明確な答えが顕著に現われてきたからです。

自信の裏付けとしては、ガンの患者さんが改善されていく症例の数でしょう。ここ数年、高い確率で改善する患者さんがとみに増えたのです。

現在、日本の西洋医療に携わる人たちは「食習慣」について、あまりにも無関心すぎるのではないでしょうか。病院の売店にはガン患者の方はもちろんのこと、健康な人にとってもふさわしくないものばかりが並んでいます。なぜ、病院は体にとってふさわしい食事をさせるよう指導しないのか。なぜ、薬という「異物」を提供し続けなくてはいけないのか。

現在の日本の医者は、こぞって「食事とガンの関係はさほど深くない」と言います。それに反して、欧米の学会や医学大会では近年、「食事の改善」をテーマにすることが急増しています。

二〇一三年からアメリカで始まった「プラントリシャン・プロジェクト」（注）という非営利団体主催による四日間に及ぶカンファレンス（会合）は、まさに「正しい食事が病気を防ぐ」ことを趣旨とした大会で、二〇一七年九月末、私は初めて参加してみました。

（注）「Plantrician」とは、「Plant」（プラント＝植物の意）と「Nutrition」（ニュートリシヨン＝栄養の意）と「Physician」（フィジシャン＝医師の意）を合わせた造語。

すばらしい大会でしたが、あえて率直な感想を申し上げれば、「以前から私が指導している食事内容と変わらないではないか」というものでした。内容がまさに「ヴィーガン食（徹底したベジタリアンのための食事。植物食）」のオンパレードだったからです。

ただし、九〇〇人の参加者の熱気とエネルギーには圧倒されました。ヴィーガン食を広めようという熱気には、通常の医学界の集まりでは見られないような迫力を感じたのです。

期間中、参加者は全員、ヴィーガン食を食べて講義を受けました。最新栄養学に関心のある人たちにとっての世界的権威、T・コリン・キャンベル博士（コーネル大学栄養生化学部名誉教授）が演壇に上ったときには、聴衆全員が立ち上がり大きな拍手を送っていました。

九〇〇人という受講者の数にも驚きましたが、半数がMD（医学博士）だということを聞き、さらに驚きが増しました。この大会は「悪い食事が病気を作り、良い食事が病気を治す」という考えを自ら実践し、普及と啓蒙を目的としたものでしたが、欧米の医師が五〇〇人以上も参加し、自分たちの治療にとり入れ始めている、という事実に私は驚いたのです。

これほど多くの医師が「食事の重要性」を認識し診療にとり入れているとなれば、日本の悲惨な現状を知っている私としては、驚かずにはいられません。まさに天と地ほどの違いを感じたのです。

世界の医学はどんどん進歩しています。にもかかわらず、日本のガン死亡率はいまだに上昇一途の状況です。

私は三〇年以上にわたり、「ファスティング（断食）」と「ヴィーガン食」を最重点にして治療を続けています。これだけでもかなりの効果が認められますが、やはり限界はありました。

すでにガンが転移だらけになってしまっている場合、「ファスティング」と「ヴィーガン食」だけの治療では改善がむずかしいケースが出てくるのです。

そうしたケースでは、冒頭に述べた「最強の武器のようなもの」が必要となります。結論から申し上げると、「最強の抗酸化サプリメント」と「HSP（注）を十全に出す技法」、この二つが大きな力になってくれます。

（注）ヒート・ショック・プロテイン（熱ショック・タンパク質）

症状だけを見るのではなく、病気の根本原因（たいていは生活習慣の問題）を多方面から検証し改善することを実践したうえで、この二つの強力な味方を加えれば、本当に良くなっていきます。

「食事改善（ファスティングとヴィーガン食）」「最強のサプリメント投与」「ＨＳＰの活用」、既存の病院が行なっている「ガンの三大療法」とは全く異なるこの新たな「三つの療法」を駆使して、私は毎日の治療に取り組んでいます。

世の中には、ガンが転移だらけの体でどうしようもないと悩んでいる患者さんもたくさんおいでかと思いますが、決してあきらめないでください。

たとえ転移だらけの体でも、本書をお読みいただければ、希望が湧いてくると思います。ぜひ本書を参考にしていただき、ガンに向かって改善への道を探し出し、少しでも良くなってほしい、と念願しています。

私は臨床医として三〇年以上もガンに苦しむ患者さんの姿を見てきました。日本の病院の大半が治療として行なっている、いわゆる「ガンの三大治療」が患者さんを救うのではなく、いかに苦痛を強いているか、その姿を目の当たりにしてきた歴史でもありました。

人の命を救うはずの病院が、さらなる苦しみを与えているという事実に、私は忸怩《じくじ》たる思いを抱き続けてきましたが、いまだに世の中の流れが変わることはありません。

人の命を救うことのむずかしさを知っているがゆえに、私のクリニックを訪れた患者さんが、やがて病状が改善され、私に笑顔を向けてくれたときの喜びは、「この仕事をしていて本当によかった」、私自身が「生きていて良かった」と感じるほどのすばらしさです。患者さんと喜びをともにできたときの感激は、私にとって人生最高の贈りものとなっています。

本書は、医師としてのこうした役割を、私自身が命ある限り全うしたいがために書いたものであり、そして、すでにガンをわずらっている方、あるいはガンにおびえ、不安を感じている方たちに、希望の光を示して少しでもお役に立ちたい、という思いで書いたものです。

私が実証している「免疫力アップの情報」をすべて公開していますので、ぜひ参考にしていただき、ガン撃退の一助となることを心から願っています。

※本書では、「国立がん研究センター」などの固有名詞以外、病名（癌、がん、ガン）は「ガン」で統一しました。近年、医療や栄養学の世界、マスコミ業界を中心に「癌」「ガン」の表記を用いることが少なくなりましたが、本書の最優先事項は、読者に情報をしっかりと、わかりやすく伝えることにあるので、文章を読みやすくするために、このような結論に至りました。ご理解いただければ幸いです。

（グスコー出版　編集部）

ガン患者とともに命をつなぐ　【目次】

第2章 「ガンの三大治療」は、人間のためにあるのだろうか

第4章 今こそ医者が学ぶべき「食べ物とガン」の深すぎる関係……145

第5章 ガン撃退! 自分でできる免疫強化……209

カバー&本文デザイン 野村高志+KACHIDOKI

第1章

日本だけが取り残される、ガン治療の世界

（1）ガン死亡率の低下が顕著な欧米の現状

●「断食&気功合宿」と病気治し

少し前になりますが、二〇一七年一〇月、私は二泊三日で行なう「断食&気功合宿」を企画し、参加者二五人とともに伊豆の温泉旅館に宿泊しました。

参加者のうち七割は、私のクリニックに通院し、ガンやさまざまな難病を克服した方たちで、残り三割が断食や気功に関心があって参加された方たちでした。

三日間の断食でしたが、参加者全員に対し、開始当日の三日前から食事を「少量のフルーツのみ」（半断食）にしてもらいました。

合宿に「気功」の名があるのは、八四歳で合気道の達人、丁先生によるすばらしい気功体操を午前の時間帯に設けたからです。丁先生の気功体操は、行なっているときにはさほど負担を感じないのに、翌日は体が悲鳴を上げるほど痛くなり、その効果のほどが実感できます。昭和九年生まれの丁先生は、一時間以上に及ぶ朝の散歩も先頭を切って歩くほど元気で、若々しさにあふれています。

合宿中の食事は、朝と夕方にほんの少し野菜おろし（キュウリやダイコンなどをおろしたもの）だけ摂るという「半断食」スタイルの厳しいものですが、体にとっては大変効果的です。

この合宿のもうひとつの大きな特徴は、宿泊先の旅館にはホルミシス（低線量放射線）を大量に出す「ホルミシス温泉」と「ホルミシス岩盤浴」があることです。参加者のみなさんには、午前と午後の空いている時間帯に、この温泉と岩盤浴にたっぷり浸ってもらいました。

この合宿に来られた私の患者さんは、ガンをはじめとした生活習慣病を克服した方たちばかりですが、さらなる健康アップと私の治療法を学ぶ目的で参加されました。具体的には、次のような経験をお持ちのみなさんです。

・乳ガンの手術を拒否して、当院の治療で完治した人（二八一ページ、症例1参照）。
・膀胱《ぼうこう》ガンのため内視鏡を使い五回の手術を行なったが、再発。私のクリニックに来院し、完治した人（二九二ページ、症例9参照）。
・胃ガンのため通院していた病院の担当医に「手術をしないと危ない」と宣告されたが、手術を拒否して私のところに来院し、完治までもっていけた人。
・大病院で乳ガン手術をしたあと、転移ガンを怖れて来院された人。

・腎不全になりかけて来院し、完治した人。

限りがあるので、このへんでやめておきますが、患者さんが病気を克服された具体的な症例は、第7章でご紹介します。

●薬を使わない治療で治す

私の治療法は、きわめてシンプルです。まず、じっくりと患者さんと対話をすることから始まります。内容は患者さんごとに少しずつ異なりますが、治療の根本となる指導内容は皆、同じです。

それは**「食事とライフスタイルを改善すること」**と**「ファスティングを実施すること（期間・程度は個人差あり）」**です。そして、さらにもうひとつ、**「エネルギーを蓄え、免疫力を上昇させること」**です。

免疫力をアップさせるために、私は次の三つの方法をとり入れています。これでよりいっそうすばらしい治療が可能になりました。

①抗酸化力の非常に強いハーブエキスなどを入れた点滴治療（ハーブエキスは欧米産の

もの）。

②ホルミシス・セラミック（微量放射線を発する鉱石）を敷いた温熱ベッドでの治療。

③特殊な音響による波動調整器を用いた治療。

①②③ともすばらしい効果を発揮しています。また①②は併用することが多く、それによる相乗効果もめざましいものがあります。

私が三〇年以上継続してきたことは、いわゆる「クスリ（西洋医療薬）を使わない治療」なのですが、近年、欧米の医師たちが「食事を改善して治すナチュロパシー（自然療法）」の考え方をとり入れた治療へと急速にシフトチェンジしていることは、自ら開拓してきた治療法を世界が認めてくれたような想いもあって感慨無量です。

●欧米の医師、ヴィーガン食の効果にめざめる

本書冒頭の「はじめに」にも書きましたが、二〇一七年九月末、米国ロサンゼルス近郊のアナハイム（ディズニーランドのある都市）で、代替医療のカンファレンス（会合）「プラントリシャン・プロジェクト」が四日間にわたって盛大に開催されました。

代替医療の会合といっても、内容は「ローフード（生の食べ物）中心のヴィーガン食で

病気は治る」ということをテーマにしていて、「良い食事をするだけで健康になり、病気は改善する」というものでした。

期間中の食事は朝昼夕、宿泊先のホテルでの食事はすべて減塩のヴィーガン食でした。ヴィーガン（絶対菜食主義）というのは、「動物性のものをいっさい食べない、徹底したベジタリアン」を指します。

ベジタリアン（菜食主義）は野菜中心の食生活ではありますが、卵や乳製品なども食するタイプもあるので、ヴィーガンとは徹底の度合いが大きく異なります。

ただしヴィーガン食は生の食べ物一辺倒ではなく、加熱食も認められているので、「玄米食＋加熱菜食」で知られるマクロビオティックもヴィーガンの範疇《はんちゅう》に入ってしまいます。

一方、米国での会合の趣旨は、ローフード食、生の食べ物を摂ることにおかれているようで、それはきっと、生の食べ物でなければ酵素を摂取できない、ということを訴えたかったからでしょう。

この四日間の講演会は一時間ごとに次から次へと別の講師が登壇するのですが、その内容は、今まで私がやってきたことの「総集編」のような気がしました。ありがたかったのは、私のやってきた内容のエビデンス（証拠）が与えられたことです。

いくら「牛乳は体に悪いですよ」と私が言っても、今の日本では反論されるばかりで、「どこどこの先生が、カルシウム摂取に牛乳は必要だと言っていました。牛乳が悪いのなら、なぜ給食に出るのですか」と必ず言われたものです。

「生野菜は煮野菜よりもっともっと必要です」などと言おうものなら、やはり反論されてしまうのが日本の現状です。「生野菜は冷えるし、繊維も摂れないでしょ」と何度言い返されたことでしょう。

そう言われ続けてきてずいぶん経ちますが、この大会では私が主張してきたことのエビデンスが次から次へと発表されたのですから、今までの苦労が吹き飛んだような気がしました。

●あるアメリカ人女性医師の「末期乳ガン」克服例

会場では二五人ほどの講師陣による貴重な講演がいくつも行なわれましたが、なかでも西洋医療の医師免許を持っているアメリカ人女性の講演が印象的でした。彼女は、かつて乳ガンに侵されたときの体験を語りました。すでに転移だらけとなっていたため「余命は長くない」と担当医からも伝えられたそうですが、「ファスティング(断食)」と「ローフード中心のヴィーガン食」の徹底で完治したそうです。

完全に絶望視されていたにもかかわらず、蘇《よみがえ》ったのです。医師の資格を持っていた彼女は、今度は治療する側に立ち、西洋医療による療法をいっさいやめ、ローフード中心のヴィーガン食指導の治療を始めるようになった、と話していました。

「食事ごときで治るわけがない」と考えるのは、日本では一般的な意見かもしれませんが、すでに欧米では「食事の重要性」を認識し、食生活の良し悪しを指導して治療に当たる、という方法が始まっているのです。

医師たちが食事療法にめざめ、どんどん治療に生かし、患者さんや周囲の人もその影響を受け、「食事の重要性」を学んで、肉食から「野菜中心の食生活」に変え始めているのです。

すでに米国では一九九六年の時点で一人当たりの野菜摂取量が日本を抜いてしまっています。あれだけ「肉、肉、肉」と言っていたあのアメリカ人が野菜を食べ始めたのです。

その後も医療の差が開くとともに、野菜の摂取量の差もますます開くばかりです（三一ページ、図1参照）。

（図1）日米1人当たりの年間「野菜摂取量」

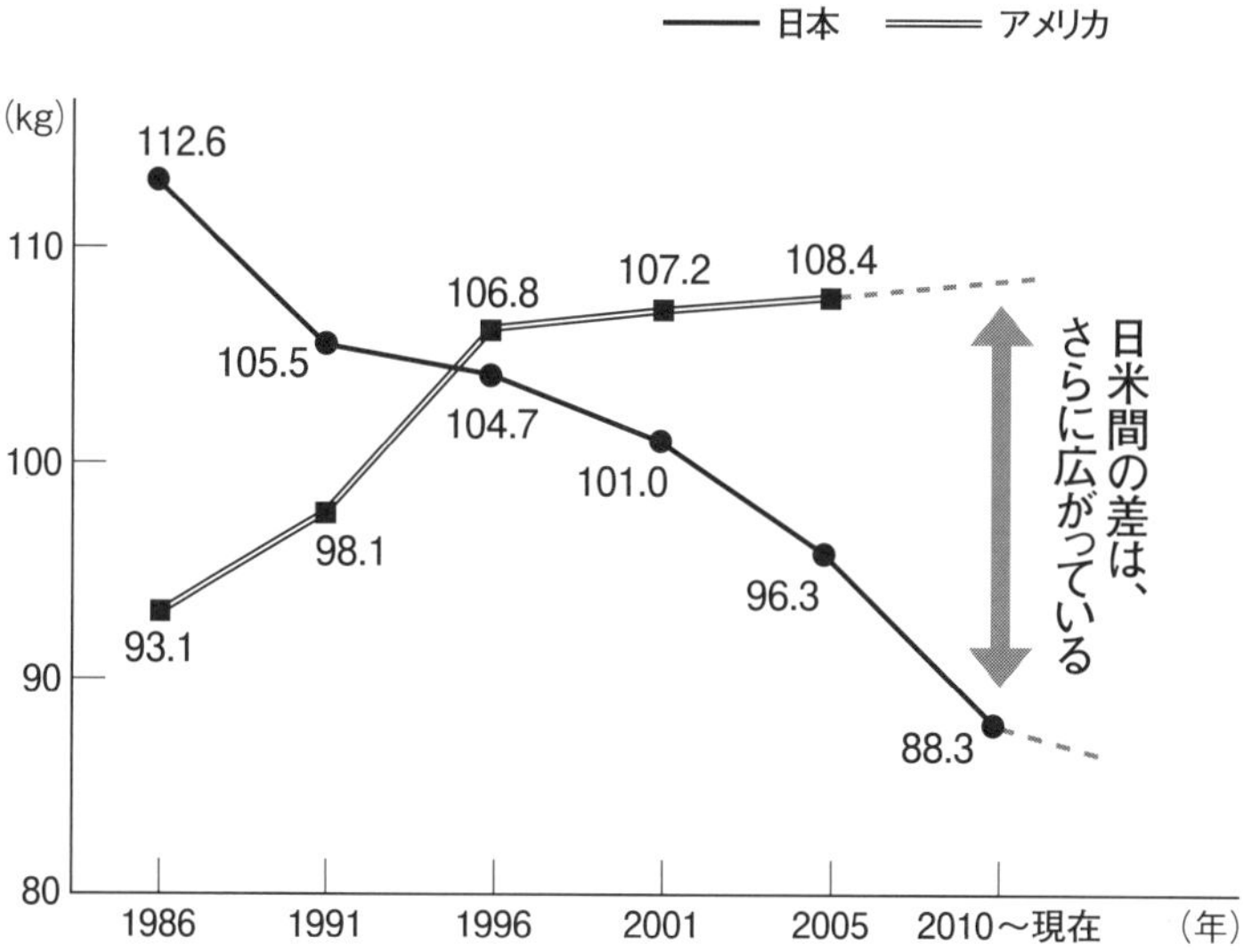

（出典）農林水産省「食料需給表」、FAO「Food Balance Sheet」より作成。

●激変する欧米社会

一九九〇年の大豆の消費量は、アメリカはスウェーデンと並んで世界でも最低クラスでした。ところが二〇一六年になると豆乳の年間売り上げが一挙に一〇億ドルに上昇しました。ここにきてアメリカ人に「牛乳は体に悪いので豆乳に替えよう」という考えが急速に浸透した結果のようです（一八一ページ参照）。

ドイツでもこの五年間の激変について現地の知人は次のように話していました。

「最近のドイツやフランスは本当に変わりました。こちらでは、ヴィーガンではなくビガーンと言うのですが、ビガーンレストラン、ビガーンマーケット、ビガーンショップがどんどんできています。私のようなビガーン大好き人間にはうれしい限りです。実は一〇年くらい前から始まったグルテンフリー（小麦タンパクを摂らない食習慣）はドイツが発祥なんですよ」

いやはやとり残されているのは、「なんと、日本ばかり！」という気すらしてきました。

（2）先進国との差が開くばかりの日本の現状

●医療費42兆円という日本の実情

二〇一八年九月二一日、厚生労働省は、二〇一七年度の概算医療費（一年間）が前年に比べて二・三％増え、四二兆二〇〇〇億円になった、と発表しました。一九七〇年代にアメリカのフォード大統領は「医療費の高騰で国が潰れかねない」と発言しましたが、今や医療費によって国が潰れそうなのは日本のほうでしょう。

一九七七年当時アメリカでは何とかしなくてはと、「マクガバン・レポート」の発表を受けて「ファイブ・ア・デイ」キャンペーンを行なったり、「ヘルシー・ピープル」を提示したり、ノースモーキング運動、ベジタリアン運動、そのほか健康に関するさまざまな活動を展開してきました。

一九九三年には世界的な栄養学者のT・コリン・キャンベル博士らによる「チャイナ・プロジェクト」の研究発表があり（一四九ページ参照）、また一九九一年「オルタナティブ・メディスン（代替医療）」という言葉が提示され、さまざまな医療法に陽が当たるようになりました。アメリカの野菜摂取量が増加したのはこれらの成果かもしれません。

また、アメリカではサプリメントの売り上げが急増したのが一九九〇年代で、今は薬を抜き、その差は開く一方です。

アメリカは西洋医療が最も行き渡った国ではありますが、代替医療も盛んです。しかも、その地位は年々高くなっています。反面、日本はどうかというと、西洋医療の権威と影響力は圧倒的なものがあり、代替医療が一段も二段も低く見られている現状は何十年も変わっていません。

●薬では治らない

たいていの日本国民が「西洋医療の病院に行けば治る」と信じているせいでしょうか、病院は患者さんであふれかえっています。その結果、医療費は四二兆円に達した、というわけです。

患者さんにとっては薬漬けの状態が当たり前であり、常識となっているのでしょう。薬漬けの状態でも、それでガンなどの病気が治れば、私は何も言いません。しかし、ガンを含め慢性疾患は少しも改善に向かっていかないから困るのです。ガンの死亡数・死亡率は子宮頸ガンと胃ガンを除き、ウナギ登りです。

皮肉をこめて言えば、私にとっての西洋医療とは「薬漬け医療」ということになるのですが、西洋薬で予防はできません。むしろ「病気になる因子」を服用している、とすら思っています。

そんなに西洋医療のやり方がすばらしいのなら、小林麻央さんはじめガンで亡くなった著名人を含め、報道されることのない一般の人たちだって、もっともっと助かっていたり、延命していたりするはずでしょう。

ただし、私は西洋医療を批判するつもりもなければ、西洋医療に対抗するつもりもありません。患者さんの選択によって西洋医療で治療していただいてもかまわないのです。私はガンで苦しむ患者さんに西洋医療以外にも別の道があることを情報として知っていただきたいのです。なぜなら、西洋医療で見放された患者さんが治っていくケースが数多く存在しているからです。

●ガン病死が多いのは治せない証拠

近年になればなるほど日本人のガンによる死亡率が上昇しているのは、統計を見れば歴然としています。たとえ統計を見ていなくても周囲の人たちがガンで亡くなることを頻繁に見聞きすることで実感できます。新聞の死亡欄を見てもガン病死の方が実に多いこと。いわゆる団塊の世代（昭和二二〜二四年生まれ）が七〇代になり、その世代の人口が増えたこともあるでしょう。七〇代以上が増えれば、ガン病死が増えるのは当たり前かもしれませんが、それにしても不思議なのは、医療技術の進歩とは裏腹にガン病死だけは少しも減っていないという事実です。ガンになると治らないし、治せないのでしょうか。

救急疾患や急性疾患への対処（白内障手術、鎮痛治療、心臓病へのアブレーション治療ほか）や特殊な病気（遺伝子病や慢性骨髄性白血病ほか）などには西洋医療は威力を発揮しますが、ガンをはじめとした慢性病に対して、今の西洋医療では全幅の信頼をおくことがむずかしいと言わざるを得ません。

●慢性病に弱い西洋医療

例えば、日本における大腸ガンの患者数は、一九八〇年には四万人ぐらいだったのに、二〇一一年には一二万人を超えています。肺腺ガンは一九八〇年が約四万人で、二〇一一年には約一〇万人と二倍以上も増加しています。

前立腺ガンによる死者は一九四六年には一八人なのに、二〇一〇年には一万人を超えました。患者数は、一九九〇年が二万四〇〇〇人で、二〇一四年には二一万一〇〇〇人と約九倍も増加しています。一九四六年には、患者さんがほとんどいなかったのがこのガンです。

ガンのみならず、アルツハイマー病やうつ病、精神疾患も急増しています。日本は、「ガン大国」であると同時に「高ストレス社会」でもあるのです。しかも年々患者さんは増え続けている。どうしてこのような現象が起きているのでしょうか。

糖尿病を例に考えてみましょう。厚生労働省の「平成二六年患者調査の概況」では、糖尿病患者数は一九九六年に二一七万五〇〇〇人だったのが、二〇一四年には三一六万六〇〇〇人と大幅に増加しています。この数字は病院やクリニックで治療を受けている患者数だけですが、潜在的に糖尿病、および糖尿病が強く疑われる人は一九五五年に五万人ぐらいだったのが、二〇一四年には二〇〇〇万人と急増しているのです。

一九五五年に比べて、四〇〇倍にも増加。人口は一・四倍しか増加していないのですから異常事態です。老年人口の増加もさることながら、予防をしない西洋医療の体制にも問題があると思います。

今の医療は「なったものを対処する」やり方です。なったものが治るならけっこうなことですが、治らないからこのようなことになるのです。

治らないことを前提として考えると、何より大切なことは「病気にならない生活」を学び実践することです。

●ガン治療を受けない高齢者が年々増加

二〇一七年八月九日付の読売新聞には「高齢者がん積極治療回避」という驚きの見出しが一面を飾りました。内容は「国立がん研究センター」の調査で判明したものです。

この調査は全国のガンの診療を専門とする病院で、二〇一五年にガンと診断された約七〇万人を対象として行なった結果だそうです。

八五歳以上でガンが他へ転移している「ステージⅣ」の患者を調べたところ、治療を受けていないことを意味する「治療をせず」の患者が、肺ガンでは五八%、胃ガンでは五六%と半数以上いたことがわかりました。

また、治療を受けていない高齢の患者は年々増えており、「ステージⅣ」の大腸ガン患者の場合「治療なし」が三六・一%と三年前より四ポイント増。膵臓《すいぞう》ガンではなんと六〇%が積極的に治療せず、という結果でした。八五歳以上の高齢者はガンの積極的な治療が控えられている実態が初めて判明したのです。

「国立がん研究センター」は「老人の場合、ほかの病気を抱えている人が多く、そういう人にとってガン治療は体の負担が増すだけなので、積極的治療をしないのだろう」と推測しています。確かにそうした点は否定できませんが、多くの高齢者が三大治療（抗ガン剤投与、放射線治療、手術）に拒否感を抱いていることも事実でしょう。

二〇一七年四月二七日、厚生労働省とがん研究センターは「七〇歳以上の人に抗ガン剤を投与する意味はあまりない」といった趣旨の発表をしました。その理由は投与してみても効果は顕著ではなく、生存率に差があまりなかったからだそうです。では、七〇歳以下では効果があるのでしょうか。私は甚《はなは》だ疑問を感じています。

私の結論は「投与しないほうが延命する」です。

（3）命の尊厳を軽視する「日本のガン治療」

●ガン治療を受けない人のほうが4倍以上延命の不思議

二〇一七年一月に発売された『ロックフェラーに学ぶ悪の不老長寿』（船瀬俊介著、ビジネス社刊）によれば、ガン治療を受けた人の平均余命は、わずか三年。受けなかった人の平均余命は一二年六か月だった。つまり治療を受けないガン患者のほうが四倍以上長く生きるという、カリフォルニア大学のH・ジェームズ教授による信じられない調査結果が紹介されています。

事実なら驚くべきデータです。では早死にしたガン患者は、ガンで死んだのでしょうか。そうではなく、「彼らはガン治療という名の詐術《さじゅつ》で騙され、その結果虐殺されたのだ」とも書かれています。

また、アメリカ国内のある大学で、ガンで死亡した患者のカルテを精査したところ、その八〇％はガンではなく、抗ガン剤投与、放射線治療、手術の三大療法が原因で死亡したということが判明したとも書かれています。

三大療法が原因で死亡したにもかかわらず、亡くなった人たちの死因は、感染症、肺炎、インフルエンザ、院内感染症、カンジダ菌感染症などの病名によるものだったというから驚きです。抗ガン剤で免疫系が破壊されてしまったため、ほんのちょっとした病原体に感染しただけで命を落としてしまったわけです。

そのほか抗ガン剤による直接死、放射線照射による障害死、さらに手術による急死も跡を絶たないことが記されています。

●抗ガン剤投与と放射線照射のやむを得ないケース

「抗ガン剤は良くない毒」ということはわかりますが、乳ガンなどの手術前に患部を小さくしたいなど、使わざるを得ない場合もあります。

放射線治療に関しても、私は「焼け焦げを作るものだからできる限り使いたくない」と考えていますが、あまりにガンの状態がひどく、痛みが激しい場合には一時的に焼いて小さくしておくなど、これもまた仕方なく使用せざるを得ないケースがあるのです。

要は使い方です。だらだらと長時間使うのではなく、短期なら良い場合もあるのがこの療法です。

副作用の強い二つの治療法ですが、悪しき副作用をほとんどなくすことができるならば、ガン細胞を殺すという結果を導くこの方法は活用できるかもしれません。

むずかしいテーマですが、可能性が全くないことはありません。

要は、「抗ガン剤を使っても改善に向かう方法」「放射線を使っても改善に向かう方法」というのはあるにはあるのです。ただこの二つの治療が、量が多く長期間にわたるものなら期待できませんが、量が適度で短期間なら右のようなことは可能なのです。

もちろんこれらをやらずにすめば、それに越したことはありません。でも、そう簡単にはいかないのが現実です。本書によってその方法を知ってもらうのも、執筆理由のひとつです。

●「転ばぬ先の杖」の大切さと「検診」の無意味さ

近年、異常気象の影響で地震や集中豪雨に突然襲われるケースが増えてきました。「対岸の火事」を笑っていたら、必ず自分にも降りかかってきます。いつ何時、突然、直下型地震がこないとも限りません。病気も同様です。検査をしたら、いきなりガンと言われた、などという話の多いこと。しかし、だからといって「しょっちゅう検査をやりなさい」などと言うつもりはありません。

私の言いたいことは「予防」です。「転ばぬ先の杖」です。いくら検査をしたところで、「予防」をしなければ何にもなりません。ガンになるには原因があります。原因を知り対策を講じることが予防なのです。例えば、「IGF-1（インスリン様成長因子1）」というホルモンがあります。いわゆる「ホルモン依存性ガン」はこの「IGF-1」が体内で急増して出現する、と近年言われるようになりました。

「ホルモン依存性ガン」で有名なのは、次のものです。乳ガン、卵巣ガン、精巣ガン、子宮ガン、肺腺ガン、前立腺ガン、胃ガン、甲状腺ガン、副腎皮質腫瘍、脳下垂体腫瘍、大腸ガン、膀胱ガン、腎ガン。

「私はタバコを吸わないのに肺腺ガンになってしまった」などと言う女性がいます。そういう人はたいてい「IGF-1」が体内で急増した結果です。ならば「IGF-1」を体内で急増させなければ、ガンを予防できます。

では「IGF-1」を急増させる食べ物は何でしょうか。そうした体に悪い食べ物を摂らないことが最大の「予防」になるのです。はたして、その悪しき食べ物とは「動物性タンパク質」と「乳脂製品」です。また、タバコも同様の大きな原因となる物質です。悪しきものをやめるか減らすことをせずして、病気を防ぐことはできません。治療も同様で、大きな原因となることを止めずに治療しても良くなることはないのです。

【悲惨な実例①】怠ることのなかった検診の結末（胃ガンほか、男性、初診時六三歳）
昭和二〇年生まれのこの患者さんは、身長一六六センチ、体重は九二キログラム。たいそうなグルメのうえ、タバコを一日に二〇～三〇本も吸っていました。九年ほど前に私のクリニックを訪れた際、その丸々と太った体型とヘビースモーカーぶりに唖然としました。最初のうちは私の言うことを聞き入れ、食養生（断食を含む）と抗酸化サプリと禁煙にきちんと取り組んでくれ、高血圧、高脂血症、脂肪肝、腰痛のあった患者さんですが、半年後に七一キログラムまで減量できました。高かった血圧は正常化、高脂血症も脂肪肝も腰痛も改善したのです。ところが残念なことに、やがて患者さんは再びタバコを吸い始め、美食と大食に戻ってしまったのです。

私のクリニックを受診後、数年してから再来院したとき、体重は九〇キログラム台に逆戻りしていて元の体型になってしまっていました。しかもヘビースモーカーにも逆戻りしていて、驚きと不安感が交錯しました。

そして、それから一年もたたずに「胃ガンになって手術しました」との報告がありました（抗ガン剤も使用）。それ以来、体調がすぐれることはなかった、と患者さんは話していましたが、それでも美食と大食を続けていたそうです。

さらに二年後、今度は大腸ガンになり手術、そして抗ガン剤。このときもうまく切除できたらしく「今の医療はすばらしい」と喜んでいたようです。

ところが、さらに一年後、「膵臓ガンになった」と報告がありました。そして、二〇一七年六月、急死の報が入りました。七一歳でした。

つまり、胃ガン→大腸ガン→膵臓ガンとガンの綱渡りを続けたあげく、とうとう命が尽きたのです。私のところに来院された九年ほど前の半年間の食養生と禁煙は効果的だったのですが、元来の肉好き・魚好きで、野菜嫌いと大食の習慣は直らず、喫煙習慣も結局やめることはありませんでした。

こういった病気の原因の連続では健康になるはずもありません。この患者さんは「食事と健康は関係ない」という担当医の言葉のほうを信じてしまったとも聞きました。

また、「頻繁に人間ドックに入り病気を見つけることが何よりも大切」とも教わって、怠ることなく年に何回も病院へ行って検診を受けていたそうです。しかし、いくら検診や人間ドックを多く受けても「真の予防」をしなくては病気を避けることはできないのです。

第2章

「ガンの三大治療」は、人間のためにあるのだろうか

ご存じのように「ガンの三大治療」とは「抗ガン剤投与」「放射線治療」「手術」のことです。三つのうちで完治があるのは「手術」だけですが、この手術も条件が悪かったり、手術を拡大しすぎると成功率はかなり落ちます。

緊急時の「手術」が必要なことはわかりますが、担当医は細心の注意を払って手術に当たらないと、のちのち問題が発生することになります。この点についてはあとで触れることにして、まずは「抗ガン剤」から検証します。

(1)「抗ガン剤」を検証する

●寛解率（奏効率）と治癒率のからくり

ガン治療の有効率を示すのに「寛解《かんかい》（緩解）率《りつ》」という言葉があります。これは治癒率とは全く違う意味を持ちます。CT検査によって「四週間でガン細胞のサイズが二分の一以下」になった場合を指す言葉です。「奏効率《そうこうりつ》」という言葉もありますが、寛解率とほとんど同じと考えていいでしょう。

この寛解には「完全寛解」と「不完全寛解」があります。「完全寛解」とは抗ガン剤投与後、四週間してガンがX線検査やCT検査で全く見えなくなった場合を指す言葉です。「不完全寛解」とは、抗ガン剤投与後四週間してガンがX線やCTで二分の一になったことを指す言葉です。

しかし注意しなくてはいけないのは、「完全寛解しました」「ガンがまるで見えなくなりました」と言ったところで、ガンが全く存在しなくなったわけではありません。

体内に一〇〇万個ウロチョロと漂っていても、肉眼ではまるで見えないのがガン細胞の実態です。抗ガン剤投与を行なうようなガン患者さんの体には、見えないガン細胞が必ず存在しているものなのです。要は「完全寛解」とはガンが完治したわけではなく、患部のガンがただ単に少なくなったか、見えなくなったことを指すだけの意味しかないのです。

ガンが消えたように見えるのは、もしかして逃げ出しただけかもしれません（そう言っている医者も多いのです）。「完全寛解」などという判定は結局、目先だけの話なのです。のちのち悪化することを考えると、完全寛解とか不完全寛解という言葉は無意味でしかありません。

「当座だけ良ければいいではないか」と言う人もいるでしょう。しかしたった四週間経過後での判定なのです。四週間だけ見えなくなったとしても、二か月後にはどんでん返しのように増殖するのです。寛解の基準が四週間ではなく一〇年後であれば、ある程度意味はあるかもしれませんが、現状の四週間での判定は論外だと思います。

●抗ガン剤使用率の比較――カナダ（5％）と日本（ほぼ100％）

日本という国はさまざまな点で非常に自由な国ですが、医学の世界だけはあてはまらない構図になっています。「権威主義による独断支配」が全域にわたって横行しており、権力を持つ人たちが決めたことはマニュアル化され、現場の医師たちはそのマニュアルどおりの治療からなかなか外に出ようとしません。

「抗ガン剤投与」「放射線治療」「手術」「薬治療」と決められた規定路線はいつまで経ってもなくならないのではないか、とすら思えます。大学病院でも他の病院でもほとんどルーティンのように抗ガン剤は使用され、抗ガン剤を拒否しようものならおかしな目で見られてしまいます。

ここまで徹底して薬漬け治療を行なっているのは日本以外でも多く見られるのかというと、実はそうでもないようです。

カナダでは、どうしてもというとき以外、手術は行なわず、実施率は約六％しかないそうです。抗ガン剤投与についても同様で、投与率は約五％というから驚きです。

要は使い方で、抗ガン剤も少量を上手に使えば副作用も出ずに良い効果が得られるのです。

●「アメリカ国立がん研究所」の衝撃証言

今村光一という翻訳家・ジャーナリストがいました。今村氏はアメリカの最先端医療関係の書物を次々と訳し、日本人にその存在を知らしめた人でした。

一九八〇年当時、今村氏の翻訳や著作でアメリカ医学が変わろうとしていることが手に取るようにわかりました。食の改善を訴えた「マクガバン・レポート」を誰よりも先に日本に紹介したのは今村氏でした。マックス・ゲルソン博士の断食法の本を出したのも、エドワード・ハウエル博士の酵素の本を世に出したのも今村氏。アメリカ発の画期的な代替医療関連本は、これ以外にもいくつもあり、刊行されると夢中で読んだものでした。

今村氏が携わった本の中で特に記憶に残るものは、「アメリカ国立がん研究所（NCI）」所長のデヴィタ博士が一九八五年にアメリカ議会で証言した話です。

博士は次のように語りました。

【デヴィタ博士の証言】

「分子生物学的に見ても抗ガン剤でガンが治せないことは理論的にはっきりした。抗ガン剤は増ガン剤だ」

「抗ガン剤を投与すると反抗ガン剤遺伝子という因子が出現し、ガン細胞を強化してしまい、抗ガン剤の効果を打ち消してしまう」

「ガン細胞は抗ガン剤による攻撃を受けても、自身の中の遺伝子の働きで抗ガン剤を無力化させてしまうことがわかった。ガン治療のプロとして、自分は大きなショックを受けている」

デヴィタ博士はこういう遺伝子を反抗ガン剤遺伝子（ＡＤＧ。アンチ・ドラッグ・ジーンズ）と呼びました。

分子生物学の発達でガン細胞の中の遺伝子の働きもわかるようになったら、逆にこんな皮肉なこともわかってきたというわけです。これでは、抗ガン剤でガンが治せるわけはありません。この話題は、一九八八年の日本癌学会大会でも大きな問題として取り上げられました。

要するに、農薬を使えば農薬の効かない新種の害虫が出てくるのと同じで、ガン細胞も抗ガン剤によってより強い細胞に変身すると考えれば理解しやすいと思います。

抗ガン剤治療も放射線治療も、もとのガン以外に新たなガンを生むことを、一九八八年に「アメリカ国立がん研究所」が三〇〇〇ページのレポート「ガンの病因学」で指摘しました。

デヴィタ博士の指摘や一九八八年の日本癌学会大会で問題にされたのは、抗ガン剤はガンを治せないだけでなく、抗ガン剤というより新たなガンを増やす増ガン剤だということでした。

三種類の抗ガン剤を同時に使うと、抗腫瘍効果が強く、腫瘍の退縮効果は一時的には高まります。しかし抗腫瘍効果は、必ずしも患者のためになるものではないのです。

●抗ガン剤は新たなガンを発生させる

「アメリカ国立がん研究所」が発表した「ガンの病因学」は、まさに驚愕《きょうがく》のレポートでした。要旨は次のとおりです。

抗ガン剤は単なる毒薬ではなく、強い発ガン性があり、ガン患者に投与することで他臓器に別のガンを発生させる。一五万人の抗ガン剤投与患者を調べた結果、「乳ガン」

「卵巣ガン」の人が抗ガン剤治療を受けると「膀胱ガン」が増えた。「白血病」で抗ガン剤の治療を受けると、新たに「肺ガン」が増えた。「卵巣ガン」に抗ガン剤を投与すると「大腸ガン」が増えた。

それにしても、このような発表がアメリカのトップ「がん研」(日本に置きかえれば「国立がん研究センター」でしょう)でなされたから驚きです。この発表は米国政府の議会技術評価局(OTA)をも動かしました。OTAとは「がん研」を監視するような立場ですが、抗ガン剤の副作用について一九九〇年に次のような内容のレポートを発表しました。

――抗ガン剤投与によって次のような病気にかかりやすくなる。

①腎不全、②肺炎、③多臓器不全、④新たなガン、⑤再生不良、⑥あらゆる感染病。

抗ガン剤の副作用として、次のような症状に侵されやすくなる。

食欲不振、口内炎、腎臓炎、ひどい下痢、悪心《おしん》(吐き気、胸のむかつき)、嘔吐《おうと》、どうしようもない倦怠感《けんたいかん》、不眠、爪の変色、るい痩《そう》(病的なやせ)、顔色の変化、土気色の顔、悪臭便、脱毛、絶望感、不安感、このほか多数。

このような症状だけではありません。抗ガン剤投与によって、患者さんの誰もが苦痛を感じ、同時に免疫力はとことん落ちているのです。

●抗ガン剤に完治はない

アメリカでは一九七〇年以降、マウス（ネズミ）にガンを植え付け、あらゆる抗ガン剤を投与し、どの程度良くなるのか、どこまで治るのかを研究し続けてきました。しかし、その結果は悲惨なものでした。完治などは皆無、良くなることもほとんどなく、早い時期に転移ガンだらけで死ぬ、というものでした。

「ネズミではそうだったけど、人間なら効くのでは」と思う人もいるかもしれませんが、ネズミでダメなものは人間でもダメで、良くなるはずはありません。実際、私は抗ガン剤で治った人など見たことがありません。治らないくらいならまだ良くて、私の知る限り必ず重篤《じゅうとく》な副作用や余病（新しい病気）に悩まされ、苦しみながら死んでいくケースがほとんどでした。

さらに困るのが、抗ガン剤治療を続けた人には反抗ガン剤遺伝子（ＡＤＧ）が出現し、ガンの大繁殖によって全身ガンだらけになっていくことです。こうなってしまうと、私のところに来院されても治療や改善への道は険しいものとなります。ガンはあまりに強くなっていて、しかもそのガン細胞が全身にひしめき合っているからです。

●抗ガン剤を投与するときの条件

私は基本的には抗ガン剤や放射線治療には反対の立場をとっていますが、例外的に行なわざるを得ない場合がある、とも思っています。次のような患者さんや症状に対する抗ガン剤は上手に使うとプラスになることもあるからです。

・小児白血病患者や白血病患者に対して。
・悪性リンパ腫患者に対して。
・肺小細胞ガンや扁平上皮《へんぺい》ガンに対して。
・術前の投与。
・腸閉塞（イレウス）があり、手術に加えて抗ガン剤が必要な場合。
・腫瘍の腫れがひどく、痛みを強く伴う場合（例えば、腋《わき》の下にガンができ、それが大きくて手を下ろすことすらできないような状況）。
・ガン転移がひどくあまりにも苦しむ場合。
・一時的に腫瘍を縮小させる必要がある場合（これはなかなか効果があります。このことから抗ガン剤の一時的な使用は問題ないかもしれない、と考えています）。
・少量の短期投与。

●抗ガン剤が無力であることを知る人たち

著名なジャーナリストの立花隆氏はガンに関する著作も多いのですが、次の文章はぜひとも多くの方に知っていただきたい内容なので、一部ご紹介させていただきます（『がん生と死の謎に挑む』文春文庫より抜粋）。

僕以外の演者はすべて、大学や大病院、がんセンターなどのそうそうたるがんの名臨床医たちでした。昼休みだったと思いますが、控え室でみなが雑談的にいろんな話をしているときのことです。いつのまにか話題が抗がん剤の話になっていきました。抗がん剤がどれほど効かないかという話を一人がしだすとみんな具体的な抗がん剤の名前を出して、次から次にそれがどれほど効かないかを競争のように話し始めました。「結局、抗がん剤で治るがんなんて、実際にはありゃせんのですよ」と、議論をまとめるように大御所の先生がいうと、みなその通りという表情でうなずきました。僕はそれまで、効く抗がん剤が少しはあるだろうと思っていたので、「えー、そうなんですか？　それじゃ『患者よ、がんと闘うな』で近藤誠さんがいっていたことが正しかったということになるじゃありませんか」といいました。すると、大御所の先生があっさり、「そうですよ、そんなことはみんな知ってますよ」といいました。

この文章を読んで、読者のみなさんはどのように思われたでしょうか。私はある種の憤りを覚えました。ここで抗ガン剤批判をした臨床医（教授）という人たちは皆、長年抗ガン剤を使ってきたあげくに、このようなことを話しているのです。

「毒を人体に投与するということはアウシュビッツの虐殺に匹敵する」と言ったのは、前出の環境評論家・船瀬俊介氏でした。船瀬氏は、抗ガン剤を投与するということは、それに等しい行為だ、とも述べています。

私の考えと船瀬氏の考えとはかなり重なりますが、私はやさしい抗ガン剤もあるかなとも思っていますし、症状改善のために活用できるケースもあると思っています。ただし、立花氏が暴露した抗ガン剤を投与する側の医師たちの本音は、ぜひガン患者の方やそのご家族に知っていただきたいと思います。

●専門医自身が忌み嫌う治療

船瀬俊介氏の著書『ガンで死んだら110番』（五月書房刊）には次のような実話が紹介されています。

Tさんは東京中のガン専門医（特に教授、准教授、講師、助手）を尋ね回り「あなたがガンになり転移があったなら自分自身に抗ガン剤治療を行ないますか、断わりますか」という問いかけを繰り返しました。二七一人に聞いた結果、投与すると答えた人はたった一人で、あとの二七〇人が「自分自身には投与しない」という内容でした。

Tさんの質問は「患者さんにはどうしますか」というものもあり、その回答は二七一人全員が「患者には投与します」というものでした。抗ガン剤治療とは医者や専門家自身が避けたがるほどの恐ろしいものとして忌み嫌われているのです。

●高額「抗ガン剤治療」について

よく「抗ガン剤は新しければ新しいほど優れているのではないか？」「抗ガン剤は値段が高ければ高いほど効くのではないか？」と訊かれることがあります。今のところ、これは全くの思い違い、と言わざるを得ません。その理由は、こうした最新かつ高額な抗ガン剤を投与されても、まるで治らない人を私は数多く見ているからです。

最新の高額抗ガン剤として有名なのは「キイトルーダ」、「ペグイントロン」、ノーベル賞受賞で広く知られるようになった「オプジーボ」などですが、これらはインターフェロン系抗ガン剤に分類されているものです。価格ですが、オプジーボなどは一〇〇ミリグラムで七三万円、年間三五〇〇万円もかかるといいます。ペグイントロンなどは一グラムで三億三一七〇万円という気の遠くなるような値段です（最近はもう少し安くなったそうですが）。

こうした高額な薬を使える人は限られた方でしょうし、はたしてこれらを使って本当に治るのかどうか、治癒率についてはまだ結論が出ていません。

ペグイントロンは、マイクログラム（一〇〇万分の一グラム）単位に薄めたものを使います。そうしないとあまりに高額、かつ毒性が強すぎるからです。しかし、きわめて薄くしたものでも毒性は強く、ある患者さんは、ペグイントロンを飲み続けたあげく、ますます悪化させた状態になって私のところに来院されました。

●「抗ガン剤の投与に適している」と言われた場合

「あなたは抗ガン剤に向くか向かないかの検査で陽性でした（抗ガン剤に適していますの意味）」と言われて拒否する日本人はほとんどいないでしょう。「Ｋｉ－67」という増殖指標だそうです。そう言われて拒否できず、抗ガン剤をやり続け、結局、悪化して私のところに来院される患者さんもよくおいでです。

二九ページでご紹介しましたが、乳ガンを克服したアメリカ人の女性医師に「抗ガン剤検査の陽性」についてどう思うか、会議の折に尋ねてみました。

回答は予想どおり「ノー」で、「たとえ抗ガン剤が陽性であってもやらないほうがいい。そんな指標は一部のことで、むしろ副作用や毒性による転移のほうが恐いから」と話してくれました。私もそのとおりだと思うのです。されど、日本の現状では患者さんが拒否することは非常にむずかしく、勇気のいることです。

（2）「放射線治療」を検証する

●放射線治療への疑念

「放射線治療はガン治療の中で最も副作用がない」というのは本当でしょうか。

近藤誠氏は手術や抗ガン剤より放射線治療をすすめていますが、免疫学の大家・安保徹医学博士（二〇一六年没）は「現在の放射線治療は抗ガン剤より悪い」と述べていました。私としては経験上、どちらかといえば安保博士の主張のほうが正しいように思えます。今、行なわれている放射線治療は放射線の線量があまりに強すぎて、照射された組織が焼け焦げ状態となるやり方なので、結果としてすすめられません。

それゆえ、一時的に痛み止めに使うとか、腫瘍を縮小せざるを得ない場合以外、すすめたくない治療だ、と私は思います。炭化すれば焦げが出ますが、そこを「活性酸素」に狙われるからです。

「活性酸素」に突進して繁殖するのは「ガン細胞」です。だから、放射線や陽子線照射を行なうと後々必ずといっていいほど、新たなガンが出現します。放射線治療で照射される線量が強すぎるのです。

ところが、微量放射線の場合、問題がないどころか、むしろ症状が改善され健康になっていくことが実証されています（微量とは、だいたい年間一万～一〇〇〇万マイクロシーベルトくらいでしょう）。この事実を確認した米国の生化学者、トーマス・D・ラッキー博士（一九一九～二〇一四年）は「ホルミシス効果」と名付けました（二一五ページ参照）。

現在、行なわれている放射線治療と陽子線治療は二〇〇〇万マイクロシーベルト以上も照射して焼くのです。これでは強すぎます。

二〇〇〇万マイクロシーベルト以上も照射されると、当たったところは炭化してしまいます。つまりバーナーを局所に入れて焼いた状態と同じなのです。この結果、臓器は焼け焦げ状態となります。そこにあったガン細胞は死ぬかもしれませんが、全身をウロウロしているガン細胞はこの焼け焦げの場所が大好きなので、喜んでやってきて大繁殖します。

なぜ焼け焦げが好きなのかというと、焼けてしまった患部には酸素がないからです。ガンは酸素が嫌いなのです。そんな場所に来るものは「活性酸素（フリーラジカル）」しかありません。その活性酸素が大好きなのがガン細胞というわけです。

特にやってはいけないのは胸に放射線を当てることです。胸に照射すれば胸膜が焦げてしまい、後々胸水が必ず溜まります。もちろん胸水もガン細胞だらけの「ガン性胸膜炎」状態となっていて、「肺臓炎」（肺炎とは別）を起こす人もいます。

放射線照射後、「放射線肺臓炎」になって私のところに来院された方が何人もいます。この患者さんたちは当院独自の抗酸化な治療によりこれ以上ガン化することなく少しずつ良くなっていきました。

乳ガンの手術後に、放射線治療や抗ガン剤投与はぜひとも避けていただきたい、と私は思います。手術前の鎮痛用としてや一時的な縮小目的がある場合を除き、本音を言えば、乳ガンだけに限らず、すべてのガンに対して、私はそう思っています。

【悲惨な実例②】放射線で悪化（子宮頸ガン、女性、二七歳）

膣から出血し、某有名大学病院を受診。検査の結果、子宮頸ガンⅠ期。手術はしたくないという患者さんの意向で、放射線で焼却治療となりました。四方八方から放射線でガンを焼き尽くす治療です。終了後、担当医の教授は「これで完治ですよ」と告げたそうです。患者さんはその後、ふつうに生活していましたが、一か月後、強い腹痛が出現し、救急車で同じ大学病院に行きました。

放射線の教授からは「腹に何かあるみたいですが、患部は私の担当ではないので」と言われ、消化器内科を紹介されて受診。消化器内科でのＣＴ等の検査で腹部全体にガンが転移していたと診断されました。「入院して抗ガン剤治療ですね」と言われて入院し、抗ガン剤治療を受けましたが、さらに悪化し半年後に死亡されました。

この話は女性の関係者が私の患者さんであったことから、事の詳細をうかがいました。

放射線で焼却し、その場のガン細胞は死滅したとしても、体内には全身にわたり目に見えないガン細胞が存在しているということです。焼いた患部は活性酸素だらけになり、その活性酸素が大好きなのがガン細胞です。焼く→患部の炭化→活性酸素がその場に大出現→体内に散在していたガン細胞が大集結→転移だらけ。

このように、安易に放射線治療で患部を焼くと結局は悪化させ、大変なことになります。

放射線治療を必要とするのは、次のようなケースかと私は考えています。

①痛みがあまりに強い場合、②末期ガンの場合、③老人で余命が短い場合、④腸閉塞（イレウス）の場合、⑤ほかに方法のない場合。

私は①～⑤のような場合、放射線治療もやむを得ない手段だと思います。ただし、これはあくまでも例外であり、やらないですむなら、それに越したことはありません。

【悲惨な実例③】抗ガン剤と放射線治療のダブル副作用（舌ガン、男性、五〇歳）

私の患者さんで本当に気の毒を絵に描いたような人は何人もいますが、同じような悲惨な症例が船瀬俊介氏の著書にもありますので、その内容を簡略にご紹介します。

船瀬氏の先輩作家Sさん（当時五七歳）は舌ガンに侵され、切除手術のあとに抗ガン剤治療を施されました。わずか三クールの抗ガン剤治療でしたが、症状がひどく抗ガン剤の効果は全く見られず、首の反対側にガン腫瘍が出現するや急速に大きくなってきたので患部を手術し、放射線治療を実施。船瀬氏が見舞いに行ったところ、首の周囲は真っ赤で放射線の破壊力に目を背けたそうです。

Sさんは「口も喉も炎症を起こしていて食べられないし、食べてもほとんど味がなくなったのですわ」と語っていたそうです。

放射線は患部を焼却する治療で、通過した箇所や放射線の当たった正常細胞も焼け焦げとなり壊死《えし》するのが通例です。しかしSさんの場合は、放射線の当たった範囲が広すぎて、首の周囲が真っ赤になったのです。味覚のなさは舌を取りすぎた結果でしょう。とにかく治療は何も効果がなかったのです。

その後、Sさんはやせ細り、数か月後「会いたい」という連絡があって病院に行った船瀬氏は幽鬼のようにやせ細ったSさんを見て驚きました。Sさんはそのとき「だまされたよ」と小さな声で呟《つぶや》いたといいます。その後も必死に頑張るSさんの姿を船瀬氏は愛情深く書かれていますが、五回にわたる手術がなされ、かつ抗ガン剤と放射線治療による火傷《やけど》のダブル副作用でとうとうSさんの命は尽きました。

治療が治療の役割を果たしていないうえ、かえって悪化していることにSさんはやっと気付き、「だまされたよ」の言葉が口をついたのでしょう。

この症例をお読みになって、みなさんはどう思われたでしょうか。ガンでSさんが亡くなったと思われますか。そうではなく、治療によって短命化したと思われませんか。そもそも転移ガンを五回も手術すること自体おかしいのです。なぜなら「転移ガンは切ってはいけない」という原則があるからです。

私のクリニックにも舌ガンの患者さんはいますが、三大治療を全くやらず、あとで述べる私の療法（①〜⑨、二七五ページ参照）の治療で良くなっているケースがあります。

【悲惨な実例④】病院側の強引な要請（肺腺ガンⅣ期、男性）

私自身が扱った症例です。昭和二二年生まれのTさんは、私の高校時代の親友A君の友人というご縁で来院されました。Tさんの話では、地元（地方都市）の大学病院でガン（肺腺ガンⅣ期）が発見され、当クリニックの話を聞いてから、大学病院で指示された治療をどうしようかと考えたそうです。大学病院での治療について尋ねたところ、お決まりの「抗ガン剤投与」でした。

「そんなもので肺腺ガンは治りません。そもそも抗ガン剤は肺腺ガンには効果が薄いことで知られています。扁平上皮ガンには効きますが、その扁平上皮ガンでさえ抗ガン剤で完治した例などありません。苦しむだけの治療などやらずに、食事療法と最良のサプリメントの摂取をしっかり実践したほうがよほど延命しますよ」と私は説明しました。

それ以外にもガンの症状が改善するホルミシス効果や遠赤外線岩盤浴や音響機器を活用する話もしました。Tさんは実行する決意を固め帰っていきました。そして大学病院を再訪、抗ガン剤拒否を告げたところ、猛烈に言葉を返されたそうです。

「だまされているんじゃないですか。抗ガン剤を拒否したら、早々に死にますよ。肺腺ガンの転移はすごいんだから。そもそも代替医療というのは医学ではありません。もし抗ガン剤を拒否するなら、どこの病院へ行くつもりですか。どこへ行っても、そこはうちの大学の傘下だから、経過を話せば診療を断わられますよ。それでもいいのですか」

こうした言葉にTさんは驚愕したといいます。

この話が私を紹介してくれた親友のA君に伝わり、情報はA君から逐一私の耳に届きました。東京ならそんな脅しもどきはきかないのでしょうが、地方なら大学病院はひとつしかないので、こんな暴言も可能になるのです。

Tさんは大学病院の強引さに屈してしまい、抗ガン剤投与も放射線治療も受け入れました。抗ガン剤漬けの日々が始まり、六五ページで紹介したSさん同様の経過をたどることになってしまったのです。

脱毛、悪心、嘔吐、土気色の顔、血色なしの爪、味覚なし、食欲ゼロ、下痢、腹痛、強烈な足の冷え、急激なやせ衰え、こういった副作用が入れ替わり立ち替わり出現しました。A君はTさんの病室を再三訪れ、顔色の変化とやせ具合をつぶさに観察して私に報告してきました。

我慢しきれなくなったA君は、Tさんに向かってついに言いました。

「もう抗ガン剤はやめたほうがいいよ。とても効いているとは思えない」

すると、Tさんはこう答えました。

「やめるにやめられないんだ。誓約書を書かされたからね」

それから数日後、容態が急変。A君は夫人からの電話でTさんが亡くなったことを告げられました。

世の中にはこうした実例が掃いて捨てるほどあるのではないか、と私は思っています。特に地方では脅しのような強引な説得や恫喝《どうかつ》的に説明する医者が存在します。代替医療の最先端のアメリカで、「代替医療は医療ではない」などと言おうものなら、この主治医は仕事ができなくなることでしょう。代替医療、特にナチュロパシー（自然療法）は驚くほど効果があることが広く知られるようになり、アメリカでも大人気なのですから。

【悲惨な実例⑤】ステロイドと抗生物質（前立腺ガン骨転移、男性、六五歳）

前立腺ガン骨転移で二〇一三年、私のクリニックを受診。私は当院の治療方針と具体的な療法を二時間にわたって男性に話しました。すると後日、男性から電話がありました。

「先生のような治療法を行なうお医者さんは、全国にどのくらいいらっしゃいますか」

「そうですね。きわめて少ないでしょうね。厳密に言えばもしかして私一人かもしれません」

「そうでしょうね。全国に三〇万人の医者がいると聞いていますが、三〇万対一でしょう」

「そう言われれば、そうかもしれません」

「そこで私も考えました。やはり、まず三〇万人の医者がふつうにやってる治療をして、それでもダメなら先生のやり方をするべきではないか、と」

「でも、西洋医療はリスクが高いですよ」

「ええ、先生のおっしゃることはよくわかります。でも、とにかく決めました。まずふつうの治療をするのが先決だと」

「そうですか。そう決めたのなら仕方がないですね。そのふつうの治療って何をするんですか」

「主治医の先生が言うには、ステロイドは炎症が取れるので、まずステロイドホルモンを大量に投与する。ただ、ステロイドは感染しやすいから、同時に抗生物質も大量に入れる。これで炎症が取れ、かつ感染もなくなり、全身が良い条件となるので、そこで抗ガン剤を投与すればガンも治っていく、というわけです」

多くの悲惨な例を知っている私はこの話を聞き、言葉を失いました。

(これでは治らない)とは思ったものの、言葉には出せませんでした。男性は明るい声で
「まあ、とにかくやってみて、もしダメならまた先生に相談しますので、そのときはよろしくお願いします」

男性が西洋医療の病院の治療プロセスに大きな希望を持っていることが電話で十分に伝わってきたため、私はもう何も言えなかったのです。

半年後、この男性から電話がありました。

「シェンシェイ！」

絞り出すような低い声が電話口から聞こえました。

「その後、どうされましたか」

「だまされましたー」

「……」

「ステロイドと抗生物質の点滴で炎症が取れて元気になると思っていたのに、とんでもない。ほんの少しだった骨転移が広がるだけ広がって、骨は転移だらけになり、そこで主治医はすぐに抗ガン剤を投与しました。そしたらもう最悪なことに。副作用だらけのうえに骨転移はいっそう進行して……」

彼はここまで言うと、泣き出しました。五か月経った時点で、いつも笑顔だった主治医は厳しい形相で、次のように言ったのだそうです。

「もう西洋医療の限界です。最新・最高の治療でも良くならないのは、ガンのタチ（性質）が悪すぎるためです。うちの病院では治療を打ち切りますので、緩和ケアの病院へ行ってください」

主治医は本人には告げなかったものの、家族には「あと一か月の命」とも伝えていたそうです。男性は「緩和ケア病院で死になさい、と言われたわけです」と声を振り絞ると、また泣き出しました。彼はこの電話で私に最後の望みを託したのです。

しかし、私はお断わりせざるを得ませんでした。すでにモルヒネ漬け・クスリ漬けで、余命いくばくもなかったからです。

半年前、男性には最初の診療時に二時間かけてとことん説明しました。残念ながら、この男性は三〇万人の医者の治療法を「数が多い」という理由で優先したのです。

その後すぐ、男性の奥様からご主人が亡くなったとの連絡がありました。

教訓として、次のことを知っておいてください。

・真実を知らないと悲惨な目にあうということ。
・西洋医療によるクスリ漬けが過ぎると取り返しがつかないということ。
・転移だらけの場合、薬の投与は悪化する可能性が高いこと。
・抗ガン剤をやらざるを得ない場合、事前の抗酸化な予防が必要なこと。

(3)「ガン手術」を検証する

●手術は「必要悪」の意味

私は以前から「手術」を「必要悪」と捉えていました。「やらずにすませることができるなら、やらないほうがいい」という考え方です。それをやらないと死亡してしまうため、やらざるを得ない場合の行為だからです。

「このままでは亡くなってしまうので、それならば副作用があっても行なったほうがよい」という行為が手術なのです。

ところが最近はそれほど切迫した状況でもないのに、やたらと手術を行なうケースが増えているのは、嘆かわしいことです。特に転移したガンの手術については、よほどのことがない限り「手術すべきではない」と私は考えています。

体を切り開くということは、必ずいくつものダメージが生じるからです。まして全身に転移しているケースなら、一か所だけが大きいガンだからといってそこを切り取るということは、すでに全身に存在しているガン細胞の繁殖源になってしまいます。

したがって、転移ガンは本来、手術してはいけないのです。しかし最近はどこの病院でも積極的に転移ガンを手術するようになりました。手術が増えた結果、むしろ悲劇が頻発しているような気がします。確かに手術は「完治」が望める唯一の方法ではあります。しかし完治の確率が低いこともあって、次のような場合、手術は避けるべきだ、と私は思っています。

●ガン手術をする前に知っておきたい心得

・手術しないですむものは、しばらく様子を見る（様子を見ている期間は必ず「体内の酸化を防ぐ食事療法」を実践する）。
・ガン細胞を除外しないと致命的な場合を除き、手術は極力避ける（腸が閉塞しているなど、重篤時は実施）。
・どうしても手術しなくてはいけないときには、できるだけ部分切除にし、術後は徹底的な抗酸化治療（自然免疫療法）を開始する（なお、乳ガンでの全摘はやむを得ない場合あり）。

※乳ガン、子宮体ガンの場合はむしろ手術すべきかもしれない、と私は思っています。ただし、徹底的に免疫力を高めることを並行して実践したうえでのことです。

・転移したガンの手術はやらないに限る（痛みが強かったり、腸閉塞のケースなど、例外的にやらざるを得ない場合あり）。
・広範囲手術（拡大手術）は非常に危険な行為である、と認識する（例・乳房やリンパ節とともに胸の筋肉を切除する「ハルステッド手術」など）。どうしても行なわなければいけないときには、部分切除にしてもらうか、内視鏡による手術にしてもらう。特に食道、胃の全摘手術は絶対に避ける。
・リンパ節の取りすぎには十分気をつける。

●手術に対する過剰な期待は禁物

「手術すれば何でも治る」という風潮はテレビや雑誌などマスコミが作り上げたことで、私に言わせれば、思い上がりもはなはだしい。手術といえども、失敗も多くありますし、成功したように見えても、後遺症にかなり苦しめられることが多いのがガンの手術です。

それにもかかわらず、ひどい後遺症にさいなまれるようになることをほとんどの人が知りません。手術で病巣を大きく切り取るほど、その傾向が見られます。

また、転移ガンの手術は、悲惨な状態で死を迎えるケースが多くなります。本来やるべき行為ではない、と私が思うのは、こうした手術後の姿を数多く知っているからです。

転移していない患者さんで担当医から「手術は成功でした」と言われた方でも、後遺症が出て非常に悩まれることがありますし、医者から「手術後の転移はありません」と断言されたにもかかわらず、数か月後には転移していたなどというケースも数多くあります。

手術中に転移したか、見えないガンが手術前から存在していたか、どちらかでしょう。

どうしても手術せざるを得なくなった場合ですが、次のような心構えをしておいてください。

●ガン手術の前に実行しておくこと

第一に、手術の前から食事を改善し、「本物の免疫療法」を行なうこと。

動物性食品など体に悪い食べ物を排除しておかないと、手術で成功したとしても再び転移だらけになる可能性があります。生野菜などの抗酸化食品をたっぷりと摂取する食生活に変えて、手術に臨んでください。

第二に、「広範囲手術はしたくない」と主治医に申し出ること。

米国の医師バーナード・フィッシャー博士の長年にわたる膨大な症例から「広範囲手術

でも部分切除でも一〇年生存率は全く変わらない」ということがわかってきています。すでに一九七〇年代に判明したことですが、以来、世界中が拡大手術は極力避けようという風潮になってきていました。

ところが最近になって、再びかなりの拡大手術が行なわれるようになった、と聞きます。拡大手術はできるだけ避けなくてはならない手術です。すでに書いたように、後遺症によって全身に不調が起こり激しい苦痛に悩まされ、ストレスも重なり、転移しやすい状況を招くことになります。

第三に、元凶となった患部のガン手術以外、転移したガンの切除手術は極力避けること。転移ガンを手術しなくてはならないのはきわめて稀《まれ》なケースで、基本的には行なうべき行為ではない、と私は思います。

●手術のダメージと後遺症——9つのリスク

手術をすると、どのような後遺症（ダメージ）が出てくるのか。具体的には、次のようなことが起こります。

①患部が必ず酸化する（酸化が比較的少ないのは乳ガンの切除手術）。

②ガン細胞が分散しやすくなる。
③患部周辺が癒着しやすくなる〈特に腹部手術では大網《たいもう》〈腸の前に垂れ下がった腹膜〉と腸が癒着〉。
④近傍の神経切断による後遺症が出やすくなる。
⑤腸閉塞（イレウス）が起こりやすくなる。
⑥切除された臓器の機能が失われる〈胃が全摘されたら胃の代わりになる臓器はない〉。
⑦免疫力が急落することで体力も落ちる〈手術すると活性酸素だらけになるから〉。
⑧痛ましい後遺症で苦しむ。
⑨寿命が短くなる。

以下、「手術の弊害」について、順に説明していきます。

①患部の酸化――手術は体を酸化させる行為である

手術とは、体を切り刻む行為です。体内は消化器官と肺以外には空気がないので、酸化していません。そこにメスを入れて切り開くのが手術です。つまり手術とは、体内を酸化させ、活性酸素だらけにする行為です。体内が酸化したのなら、よほど「抗酸力を高める生活」を実行しない限り酸化は進行します。

酸化した場所にガンは繁殖するので、のちのち「大転移」「大繁殖」といった症状が頻発します。そもそもガンで最も恐ろしいことは「転移」です。前述したように酸化したら転移だらけになりやすいことが手術による第一のダメージで、要は散らばしやすくなるのです。術後にガンのサイズが極小で見つかった段階であっても、ガンはそこにしかいないわけではない、ということもあります。

②ガン細胞の分散――術後、転移だらけになる危険もある

ガン細胞は肉眼では見えない超極小サイズです。一個のガン細胞の直径は〇・〇一ミリ（一〇マイクロメートル〈＝ミクロン、以下同じ〉）で、直径一ミリの腫瘍にはガン細胞が一〇〇万個以上も存在します。それでも、この段階ではほとんど発見はされず、超極小のガン細胞が一〇億個（直径一センチほどの腫瘍）くらい集まってやっと見えてくるのです。

ですから、見つかったときにはすでにおびただしい数の細胞になっていて、今見えているガンを手術したところで、見えていないガンを見逃している可能性が高いのです。腫瘍

部分を全部除去したつもりでいても、しばらくしたら転移だらけになっていた、などという症例は枚挙にいとまがないほどです。

患部の一センチだけを手術でしっかり除去しても、見えない細胞が体内にウロチョロ流れていれば、いつか再発します。再発しないのは、本人がしっかりと「抗酸化の食生活」をした場合です。体内のそうした事情についてふつうの人は気づきませんし、食生活も今までどおりに変えずにいたら、たとえ早期発見・早期手術をしたところで、のちのち転移ガンが発見される可能性が高いのです。

なお、実はガンではなかったものを除去した場合、もともとガンがなかったのだから、当然、転移はしません。

③癒着のリスク——手術すると癒着すること

特に腹を開けたら大変です。今まで空気のなかったところに空気が入り一気に酸化するし、臓器と腹膜は一瞬にして癒着します。腹の臓器と腹膜（大網や小網）との癒着は思わぬ後遺症を伴うので、のちのち大変な問題を起こします。

「癒着の後遺症」として、腹部の手術なら「ひどい便秘」が起こりやすくなることが第一。腸の蠕動《ぜんどう》運動が低下すると便秘しやすいわけですが、癒着して便秘すると、腸内微生物が集中している細菌叢《そう》は腐敗菌だらけになります。大腸の細菌叢が腐敗菌だらけになると必ずアミン類（有害な窒素残留物）が出現します。

このアミン類があらゆるガンのもとになるから、癒着は再発する大元凶となります。アミン類はすべてのガンの根本原因のひとつです。また七〇〜八〇％もあると言われる腸管免疫が低下することも、転移を作る大因子になります。神経は見えないため手術の際に患部に近い神経を間違って切り取ってしまうケースも珍しくないようです。神経によっては、取られてしまうと寿命を縮めることになります。

④神経切断のリスク――拡大手術で神経切断する場合もある？

ある女性（昭和三七年生まれ）は子宮頸ガンがやや大きく、子宮全摘出手術を行ないました。子宮と両卵巣と膣の三分の一と近傍すべてを切除しました。手術後わかったことは、尿を出す感覚が全くなくなってしまったことでした。その理由を手術担当医に訊いたところ、「おそらく子宮と膣の周囲の神経を切断してしまったから」との答え。

そこで三〜四時間に一回、カテーテルを尿管口から膀胱に入れてのカテーテル採尿を義務づけられたといいます。一生彼女は、このカテーテル採尿をやめるわけにはいかなくなったと言って嘆きました。当然セックスの喜びも消えたし、再発の危険も大いに出現。事実、私のクリニックに来院されたとき、ＣＴを撮ってきてもらったら、早くも近傍のリンパ節に転移がありました。軽々しく拡大手術をすると、神経まで切断するリスクも伴うのです。

なお、この患者さんは短期間のうちに体中に転移が広がり、亡くなられたそうです。

⑤腸閉塞のリスク――イレウスを起こしやすくなること

腹部の手術後は、腸閉塞（イレウス）を起こしやすくなります。その理由は何といっても酸化（癒着）するからです。腸の手術後の腸閉塞を治すことはなかなか大変です。

⑥切除部の機能喪失――切除された臓器の機能が全く失われること

特に胃を全摘されたら大変です。胃の代わりをする臓器がないからです。胃は食物が入る前のｐＨ値は五くらいですが、食物が入ってくると一～一・五にまで下がります。ｐＨ値を下げ胃酸を増加し消化をしようとするからで、胃を全摘すると代理役の十二指腸は食物が入る前のｐＨ値六～七だったものが食物が入ってくると八・〇と上がります。胃は食物が入るとｐＨ値は一～一・五に下がるのですから正反対です。

十二指腸は胃の代わりの消化はできません。このことはきわめて重大です。なぜならひどい消化不良がやってくるからです。胃全摘後は、十二指腸が代理などしようものなら常に強烈な消化不良はまぬがれません。その結果、「腸の腐敗菌増加→アミン類出現→新たなガン発生」となります。

胃は全摘すると本当にあとが大変です。もし胃を取らざるを得ない場合は、せめて三分の一、最大二分の一にしてほしいものです。

⑦免疫低下――免疫が極端に落ちること

抗ガン剤でも放射線でもそうですが、手術でも免疫力は極端に落ちます。なぜ免疫力が落ちるのか。前述したように、切り開くことによって酸化するからです。酸化すれば活性酸素だらけになります。そうなれば当然、免疫力は低下します。

循環器系、代謝系、ホルモン系、免疫系、神経系は、人間にとって常に作動していないと困るのです。どこかひとつでも不調になると人間は病気になります。手術は機能をかなり不調にする行為なので、とにかく取りすぎは良くないし、取らないですむならそれに越したことはないのです。

⑧後遺症のリスク――痛ましい後遺症が出やすいこと

ガンは大きく取るほど、後遺症は大きく出ます。「死ぬほどのつらさ」「耐え難いむくみ」などで苦しむ患者さんをどれだけ見てきたことでしょう。では大きく切り取ったらそれだけの甲斐《かい》があるのかというと、決してそんなことはありません。

二度と転移しないというのなら、大きく切り取られても我慢し耐えられもするでしょう。しかしそんなことはなく、簡単に転移していくのですから始末に負えません。いくら切り取っても転移しないことを保証してくれればいいのですが、残念ながら痛みに痛んでかつむくみにむくんで、そのあげく転移だらけになってしまったというのでは話になりません。

たくさん切除しても少しも完治には関係しないということは、バーナード・フィッシャー博士の調査でわかったのです。

⑨結果として、短命

米国で実際にあった拡大手術の悲惨な例を「スローン・ケタリング記念がんセンター」のフォートナー医師が一九七三年に報告しています。

フォートナー医師はこのがんセンターで膵臓ガンの拡大手術を行なっていました。はっきりした人数は報告されていませんが、かなりの人を手術していたようです。

膵臓ガンの拡大手術とは、膵臓の一部だけでなく、十二指腸の大半、胆のう、胆管の一部、肝臓の一部、近傍のリンパ節、胃の一部の臓器を切除することを指します。

そして、その結果は惨たんたるものでした。

手術中または一日以内で亡くなった方は手術患者の三〇%、残りの七〇%は一週間以内で亡くなった、といいます。ずいぶん前の報告ですが、これが事実だとすると、拡大手術の意味は全くないことになります。

膵臓ガンがどんなに予後が悪いとしても、手術も何もせずに放っておけば、少なくとも二〜三か月は生きられたでしょう。要は手術によって寿命を縮めたことになります。

●拡大手術も部分切除も、生存率に違いなし

一九一八年生まれの米国人医師バーナード・フィッシャー博士は外科医として、一九八〇年代に臨床試験共同研究グループ（ＮＳＡＢＰ）で臨床試験をいくつも行ない、多くの研究データを発表しました。なかでも画期的だったのは「外科医はガン細胞を取りきれないから治らないので、取れば取るほど転移は少ない」とされていたそれまでの常識を打ち破ったことです。

かつて一八五二年生まれのウィリアム・ハルステッドという米国の外科医が超拡大手術を乳房手術で提示しました。その方法は「乳房と大胸筋、小胸筋と腋下リンパ節、腋窩《えきか》軟部組織をすべて切除する」というものでした。

「ハルステッド法」と名付けられたこの手術は、一九〇〇年代初めから標準的な乳ガン手術として広く行なわれるようになりました。しかし痛ましいほどの苦しみを味わうわりには転移が多く出現しました。苦しんで転移だらけでは話にならないにもかかわらず、この方法は八〇年という長い期間行なわれました。

こういう状況を知ってか、フィッシャー博士は長期にわたり一七〇〇〇人以上の乳ガン患者を対象に部分切除術のみのグループとハルステッド拡大手術をしたグループとを比較研

究し、その結果、「拡大手術であろうが部分切除であろうが一〇年生存率に差はない」という驚くべき発表がなされたのです。

この発表のお陰で一九八六年頃からハルステッド拡大手術は世界的に行なわれなくなりました。フィッシャー博士の報告は乳房手術のみでありましたが、それ以降は胃であろうと、膵臓であろうと、大腸であろうと、どこであろうと、部分切除が主流となっていきました。どんな臓器でも必要以上の切除は良くないことがわかってきたからです。

●広範囲に切除しても、なぜ転移するのか

ここで不思議に思う人もいることでしょう。なぜガンの患部とその周囲まで広範囲に切除しても転移が起こるのか、ということです。その答えは、ガンそのものの性格が段階的に少しずつ進行するものではないということです。ガンは基底膜を突き抜けるとすぐに浸潤ガンになり全身に流れていきます。

血液（赤血球）の流れは心臓から出て元に戻るスピードが恐ろしく速い。およそ一分で元に戻ってくるのです。そこにガンが流れ出したら、すぐに体内のありとあらゆるところに存在していると思わなくてはなりません。しかも、すでに述べたようにガン細胞のサイ

ズは驚くほど小さいので肉眼では絶対に見えないのです。

いくら拡大手術をしたところでそこしかガン細胞が存在しているわけではないのです。どれだけ切除したところで、すでに全身には目に見えないガン細胞が体中をウロチョロしているのですから、拡大手術をすればするほど、酸化部分は広がり、すでに転移していたガン細胞が患部に集結したり、さらなる場所での転移を生む悪循環となるのです。

【悲惨な実例⑥】全摘手術後の後遺症（手術時に胃ガンが消えていた男性、当時五五歳）

今からご紹介する話は本当に気の毒な症例で、書いていても涙が出そうになるくらいです。Mさん（昭和三三年生まれ）は、胃に不調を訴え、ある病院を受診し内視鏡で検査したところ、胃の上部（噴門部）に二センチ大の腫瘍があり、組織診断で胃ガンと判明。そこで担当医から「手術が必要」と言われました。

五〇日後に手術することが決まり、Mさんは手をこまねいて待っているだけというのも良くないと思い、書店に行ったところ、私が出した本とレシピ本が目にとまりました。それを買い求め、毎日「フルーツと生野菜のジュース」ばかりの生活に切り替えました。四八日後、手術の前々日でしたが、病院でCT検査を受けたところ、検査技師は次のように言ったのです。

「この画像ではガンらしきものは見当たりません。担当医に言って延期してもらうか内視鏡で再検査してもらったらどうですか」

Mさんは小躍りして担当の外科医にその旨を伝えに行きました。

すると担当医は語気鋭く、次のように言ったそうです。

「ガンというものは不可逆性なので、小さくなったりなくなったりすることはあり得ません。内視鏡検査をするよりも、予定どおり明日、全摘手術を行ないます。もし手術を一か月延ばして、そのときにガン細胞が何倍にもなっていて手術ができない状況になっていたら、どうします。亡くなる可能性が高まっても、私は責任を取れませんよ。それでもかまいませんか」

担当医の強い口調にMさんは翌々日の手術を受け入れたのでした。この担当医はどんなにガンが小さくても全摘手術を最優先する外科医だった、ということです。

「全摘しておかないと、あとで大変なことになるので、手術で取れるだけ取っておくのが外科医の義務」ということを、たびたび口にしていたそうです。

そして全摘手術の日、食道と十二指腸がダイレクトにつながれました。手術後、担当医はMさんに、次のように報告しました。

「手術は大成功でした。ガンはどこにも見当たりませんでしたが、胃を全部取ったので、これで胃ガンになることはありません」

削除部分を調べた結果、結局ガンは消えていたことがわかりました。ということは、手術で胃を除去する必要などなかったのです。それを「二度と胃ガンになることはない」などと言うとは、私からすれば、とても真摯《しんし》な外科医とは思えません。

Mさんは手術後、「除去するのを三分の一にしておけばよかったかも」と思ったそうです。その後、半年ほど通常の生活をしていたのですが、手術から七か月ほどした頃、胸（胃のあった部分）に焼け付くような痛みが襲いました。

胃のあった部分の不快感、ゲップ、胃痛（十二指腸痛）、下痢、軟便、肩こり、背痛が頻繁に起こるようになりました。一〇か月後には右の鎖骨上部に五〜六センチのピンポン玉のような膨らみが出現したことに気づき、再度入院して精査の結果、食道ガンが見つかりました。膨らみは食道ガンのリンパ節転移でした。

このとき、「長くても三〇日の命」と宣告されたそうです。手術はもう無理なので、治療は抗ガン剤しかないと言われましたが、拒否して私のところに来院されました。

全摘や拡大手術が「外科医の義務」という考えの担当医に手術をされるとなると、患者さんの負担となる術後の後遺症の確率はかなり高くなり、重い症状を伴う可能性も考えられるでしょう。不幸にも、Mさんはそうした外科医に遭遇してしまったことになりますが、ガンは不可逆性だと信じている医者が多いというのも事実です。

しかし、実際にはそんなことはないのです。ガンといえども、「フルーツと生野菜のジュース」を多用すれば症状は改善され、元に戻る可能性は高いのです。

Mさんのガンは五〇日間の「フルーツと生野菜のジュース」で一度は消えたのです。その段階でなぜ、内視鏡検査を行なわなかったのでしょう。おそらくは内視鏡検査も全摘手術も予定を変更するのが面倒だったのか、それとも不可逆性なのだから内視鏡検査を行なう必要などないと信じ込んでいたのか、どちらかでしょう。

その後、Mさんは私の治療を行なう間もなく、すぐに悪化して再々入院し、気の毒にもほどなく亡くなられたそうです。五〇日間にわたる食生活の改善で「ガンが見当たらない」とCT検査技師に言われたのですから、手術さえしていなければこんな結末にはならなかったように思えて仕方ありません。

【悲惨な実例⑦】転移ガンの除去手術

（小腸ガンが肺に転移した男性、当時五三歳）

私のクリニックに来院されたこの患者さん（昭和二九年生まれ）は、肺に一センチの転移ガンがありました。私は患者さんに次のように伝えました。

「転移ガンを切ると目に見えない微小ガンが体内に一挙に広がって繁殖するので、このガンを切り取ってはいけません。免疫力でガンをやっつけましょう」

ところが患者さんの会社指定の病院では、担当外科医が「時間が経過するほど悪くなるので、すぐに切りましょう」と手術をすすめるばかりでしたが、なんとか阻止することができました。そのお陰で患者さんは一年間、健康的に過ごしていました。

一年経過した時点で、肺のＣＴ検査を会社指定の病院で実施、一センチだったガンのサイズが一・一センチになっているということで、外科医は「ここで切っておかないと、ますます拡大していきます」と手術を強く勧告。患者さんは、私には内緒で、押し切られるまま手術に臨んだそうです。

手術から三か月後、肺は真っ白になり重症化。患者さんは怒って「治ると言われたから手術したのに、ひどい状況じゃないですか」と担当外科医に問いただしたところ、担当医は「オペは成功しました。私の仕事はそこまでです。あとは内科医の仕事なので、私の権限外です」と言い放ったそうです。

すぐに患者さんは救急車で私のクリニックにやってきました。私のところは入院施設がありませんから、救急車には少々驚きました。到着すると、患者さんは苦しそうな声で、「先生の言うことを聞いて手術をしなければよかった。会社指定の病院の言葉を信じた結果が、これです」

真っ白になった肺のX線写真を見て、こんなにも急速に悪化するものかと驚きました。友人の病院を紹介し、患者さんはそこに入院したのですが、すでに状態が重篤だったため、五か月後に亡くなりました。

それにしても、会社指定の病院とはいえ、この担当外科医はあまりにもひどすぎます。一センチが一・一センチになったといっても、それは正に誤差の範囲内であって、〇・九五センチだったかもしれません。あるいは、たとえ二センチになっていたとしても手術する必要は全くなかったのです。

転移したガンを切り取る手術というのは、こういう事態を招くのです。すでに、このことは明らかになっているにもかかわらず、ただただ「手術したい」と外科医がすすめる治療の背景には、病院側の「高額治療優先という経営方針」の思惑が透けて見えるのです。

こんなことは道義的に許されないし、絶対にやってはいけないことです。みなさん自身がぜひとも賢くなってください。

●アンジェリーナ・ジョリーの両乳房切断手術は、正しい選択なのか

二〇一三年、米国の人気女優、アンジェリーナ・ジョリーがガン遺伝子陽性につき、両乳房をガンになる前に全摘したという報道がありました。その際の街角インタビューでは「まあ、もったいない」という思いを述べた人が大半で、「ガンになる前に切ったのは賢明」と言ったのはたった一人だったそうです。

この件について栄養学の専門家・松田麻美子氏は、次のように話してくれました。

「遺伝子が陽性といっても、ほんのごく一部の因子です。ほとんどの原因はむしろホルモン異常なのですから、なんてばかばかしいことをしたのかと思います。『プラントリシャン・プロジェクト』の講師陣は誰もが皆、そう言っています」

私もこの意見に大賛成です。

第3章

「ガン」を知ることは「自分」を知ること

(1) ガンの原因

●原因を改めないと治らない

ガンは体の中に原因があって発生する、と言うと当たり前に思われるかもしれません。

しかし、疫学調査ではっきりとその根本原因が判明したのは一九八一年でした。アメリカ国立衛生研究所は、世界的に高名な疫学学者であるイギリスのリチャード・ドール博士とリチャード・ビート博士らに、ガンの外的発生原因の調査を依頼しました。そして導かれた結論が図2（九九ページ参照）です。

彼らの調査によると、ガンの根本原因の三五％は食事（間違った食事）とされ、三〇％は喫煙、残りの三五％のうち慢性炎症が一〇％で、あとはさまざまな原因が各一～五％という内訳でした。単刀直入に言えば、ガンの原因は食事とタバコが半分以上を占めていたことに世界は驚いたのです。

一九九六年にはハーバード大学の研究チームがドール博士の結論を再確認しようとして調査し発表したのが、「米国人のガンの要因」です。結局はこれもドール博士の報告に酷似していて、いずれも食事の内容と喫煙が原因の三分の二を占めていたのです。

（図2）ガンの外的発生要因
（ドール博士らによるもの）

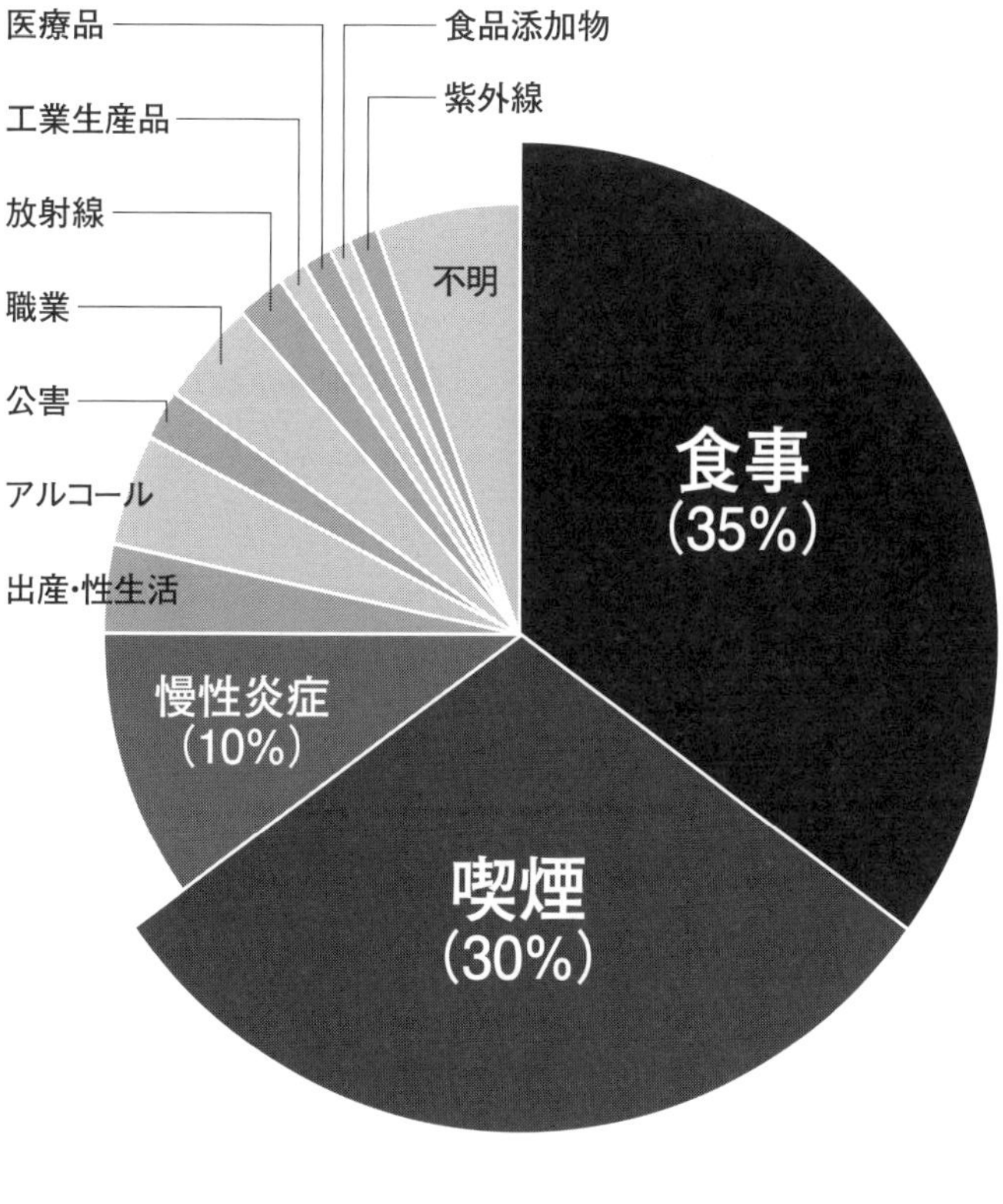

なぜ病気になったのか。病気には必ずその原因が存在します。ガンの原因がわかってきた現在、その原因（悪い食べ物、タバコの習慣など）を改善せずに完治することはないのです。

●「対症療法」か「原因治し」か

人間の治療をする場合、西洋医療は「対症療法（症状をその場だけ抑える方法）」で行ないます。このやり方を「アロパシー」と呼びますが、この方法では根本的に治すことはできません。

治らないだけでなく、むしろ悪くなるケースが多々あります。アロパシーの治療は長期に及ぶとさらに悪化していき、重篤な副作用がのちのち症状となって出てくることもあります。

アロパシーに基づく西洋医療のやり方は目先だけの修復をめざして行なう方法です。ちょうどシロアリに食われた家の部分修理をするようなもので、シロアリで壁が損傷した際、その壁をいくら修理してもシロアリは家のいたる場所に巣くっています。

こうしたアロパシー的治療も意味がないわけではなく、部分修理がやむを得ないケースには活用できます。しかし同時に根本原因を正す治療を行なわなければ、あとで大変なことになるのです。換気を良くして土台を改善しシロアリを絶滅させないと、シロアリから家を守れないのと同じです。

一方で根本原因から正していく療法があります。このやり方を「ナチュロパシー（自然療法）」と呼びます。私はこれを行なっている医師なのです。読者のみなさんには「原因治し」とされる「ナチュロパシー」がいかに有効ですばらしいか、ぜひともこのことを知っていただきたいのです。

●ガンの原因と発生に至る道

ガンの原因には、①直接の原因、②中間の原因、③根本の原因――大きく分ければこの三つになります。ガン細胞発生の大本となるのが、①直接の原因です。

ではどういう機序（成り立ち）でガンはできていくのでしょうか。

ガンの種類はたくさんあります（一〇四ページ、表1参照）。しかし、どんなガンであっても直接の原因はほぼ一緒です。

何が直接の原因なのか。結論から申し上げると、**「活性酸素（酸化）」と「糖化物質（A**

GE)」の二つが元凶と言えるでしょう。

どのようにしてガンができるかというと、活性酸素（特にヒドロキシルラジカル）や糖化物質が細胞を破壊し、さらに細胞核にまで侵入、細胞核が壊されることで、そこにガン細胞が発生することがわかってきました。

ただし、ひとつや二つ細胞が破壊されて即ガンになるわけではありません。人間には必ず修復する機構が備わっているからです。

しかし、時間をかけて多くの細胞核が破壊され、修復が追いつかないとき、ガンの芽が生じます。芽の段階でもまだ修復作用が働くため、本当のガンにはなりません。ガンの芽が出ては修復され、また出ては修復され、ということが繰り返されていきます。この段階がガンの「イニシエーション（始動、開始の意）」の時期に当たります。

ガン発症の一歩手前の段階を「変異細胞」と呼んでいます。この変異細胞が牙をむき、本物のガン細胞になる時期があります。本物になったガン細胞は、一挙に繁殖を開始します。ここからがガンの「プロモーション（助長、促進の意）」に当たります。

一九四〇年代初め、ベレンブラムという人がこのことを初めて発表しました。いわゆる「ガンの2段階説」といわれるもので、一般的に認められているガンの成り立ちです。イニシエーションの期間は二〜三年と比較的短く、プロモーションの期間は一〇年以上に及ぶ長さです。そういった準備期間を経て、やがて本物のガンとして現出する、といわれています。

●ガンは体のどこにでも出没する

ガンに打ち克つためには、まず相手のこと、つまりガンについてよく知っておかなければなりません。ガンの原因を知り、元凶を退治することがガン治癒に直結するからです。

ガンはどのようにしてできるのか。

一言で言えば、ガンとは「遺伝子（DNA）」の変異による疾患です。遺伝子が何らかの理由で異常をきたし、細胞の核の中で変異してしまうことで発症します。

我々の体には数十兆もの細胞が存在します（以前は六〇兆とされていました）が、脳と心臓といった特殊な臓器の細胞は別として、ほとんどの細胞は一生のうちに何度も生まれ変わり新生されます。細胞核にある特定の遺伝子によって厳密にコントロールされているため、古い細胞とそっくりな細胞が産生されるのです。

ところが何らかの理由で核の中の遺伝子に異変が起こり、新細胞産生機能に狂いが生じ

（表1）ガンの種類

部位	ガンの種類
脳・神経・眼のガン	脳腫瘍、下垂体腺腫、神経膠着、聴神経鞘腫
口腔・鼻・咽頭・喉頭のガン	咽頭ガン（上咽頭ガン、中咽頭ガン、下咽頭ガン）、喉頭ガン
胸部のガン	肺ガン、胸腺腫、中皮腫、乳ガン
消化器のガン	胃ガン、食道ガン、大腸ガン
肝臓・胆のう・膵臓のガン	肝細胞ガン、膵臓ガン、胆管ガン、胆のうガン
泌尿器のガン	前立腺ガン、膀胱ガン、陰茎ガン、腎盂・尿管ガン、腎細胞ガン、精巣（睾丸）腫瘍
骨・筋肉のガン	皮膚ガン、悪性黒色腫（皮膚）、菌状息肉腫
血液・リンパのガン	白血病（急性骨髄性白血病、急性リンパ性白血病、成人T細胞、白血病リンパ腫、慢性骨髄性白血病、慢性リンパ性白血病）、悪性リンパ腫、骨髄異形性症候群、多発性骨髄腫（形質細胞性腫瘍）、慢性骨髄増殖性疾患
内分泌のガン	膵内分泌腫瘍
小児ガン	軟部肉腫、脳腫瘍
婦人科のガン	子宮頸ガン、子宮体ガン、外陰ガン、子宮肉腫、絨毛性疾患、膣ガン、乳ガン、卵巣ガン、卵巣胚細胞腫瘍
その他のガン	原発不明ガン

る場合があります。古い細胞は死なないまま増殖が繰り返され細胞が異常に繁殖します。異常事態が続いてしまうと、やがてガンの発症へと至ります。細胞核の中にある遺伝子の変異がガンを引き起こすことになるのです。

ガンは人体の臓器以外に、リンパでも（悪性リンパ腫）白血球でも（白血病）どこにでも発症します（一〇四ページ、表1参照）。

（2）ガンの発生と増殖

●ガン発生までの3つの段階

一〇二ページでベレンブラム氏の発ガンの2段階説を紹介しましたが、その2段階説に進行期を加えたものが3段階説です。

・第1段階（引き金段階＝イニシエーション）

遺伝子に異常を与える段階です。その原因になるものを「イニシエーター」（始動する物体、主導発ガン起始因子）といい、発ガン物質として次のようなものがあります。

（a）化学的因子——排ガス、食品、食品添加物、農薬、薬物、タバコなどに含まれる発ガン物質。

（b）物理的因子――紫外線、放射線、X線など。

（c）生物的因子――ウイルスなど。

最近では動物性タンパク質、乳脂製品（牛乳、チーズ）、砂糖菓子の発ガン性もわかってきて注目され始めました。これらは、まさに直接の原因といえるものです。

・第2段階（後押し段階＝プロモーション）

イニシエーションを受けた細胞や組織にさらに刺激が加わり、ガンが形成されるまでの段階です。ガン細胞が出現するまでの長い潜伏期間に当たります。

ここで加わる刺激物を「プロモーター」（促進する物体の意。ガン促進因子）と呼び、排ガス、食塩、カビ、タバコなど、第1段階の発ガン物質と重複するものが数多く見られます。活性酸素やストレスもプロモーターとして知られます。

注目すべきは、プロモーターによる刺激を中断させたり、刺激を受けても次の刺激までの期間を長く空けたりすることでガン化に至らないことが、実験などで明らかになっていることです。

つまり、この段階で腫瘍の成長をストップさせることは可能なのですが、死滅しなかった悪性細胞が残っていると次の段階に進んでしまいます。要はいかにスカベンジャー（抗酸化物質）をこの段階で体内に摂取できるかが、ガンになるかどうかの分かれ道になるのです。

・第3段階（進行段階＝プログレッション）

ガン化した細胞が増殖・分裂を繰り返し、体に致命的なダメージを与えるくらいまで悪性度が高まった段階です。

多くのガンはこのように段階的に進行していき、本物のガンになるのですが、第3段階に至るまでには一〇年以上の長い年月が経っていると言われています。

●あらゆるガンが大繁殖に向かうわけではない

ＣＴやＭＲＩなどの検査でガンが確認されるのは、通常、ガンが直径一センチくらいに成長してからです。ここまで育つには約一〇年の歳月を要し、その頃には体内に約一〇億個もガン細胞が存在していると言われています。

ミリ単位のガンは「微小ガン」と呼ばれますが、一〇〇万個のガン細胞が集まった腫瘍でも大きさは一ミリ程度で、肉眼では判別できません。しかし、この一〇〇万個のガン細胞が血流に乗り、体中に流れている可能性は否定できません。

どんなガンでも、初めはたったひとつの特異な増殖能力を獲得した細胞の発生から始まります。たったひとつのガン細胞が分裂して増殖するたびに、二倍、四倍、八倍と倍々ゲームで細胞数を増やしていく。倍々ゲームを一〇回繰り返すと細胞は一〇〇〇個になり、二〇回繰り返すと一〇〇万個になります。

さらにもう一〇回、つまり三〇回の倍々ゲームを繰り返すと細胞は一〇億個になります。

ここを過ぎるとダブリングタイム（ガンが倍の大きさになるのに要する時間）が速くなり、ガンは驚くほどのスピードで一気に成長を遂げていきます。

この後、さらに一〇回の倍々ゲームを繰り返すと、直径一〇センチ、重さ一キログラム、細胞数一兆個という巨大なガン（悪性腫瘍）になります。それほどの巨大なガンには誰も耐えられませんし、すべてのガン患者はそれ以前に亡くなります。

今ご紹介したことは二〇〇八年、ジャーナリストの立花隆氏が医学部の見解をまとめ、『文藝春秋』に寄稿したものです。

このように、ガン細胞はいったん出現して全身に回ったら、どんどん増殖してにっちもさっちもいかなくなるというのが、これまでの定説でした。確かにそういうケースが多いのかもしれませんが、ガンのすべてがこのようになるわけではないことも近年わかってきました。

私は長年ガンを見てきて、ゆっくりと進行する場合もあることを確信しました。不思議なことに、時にはピタリと勢いをなくして繁殖をやめ、いつまで経っても悪化しない患者さんも数多く見ました。ここにガンの不思議さがあります。

「治っていくのでは……」などと思った人がどんどん悪くなっていったり、「ちょっと無理かなあ」と思った人がピタリと進行が止まって、あれよあれよという間に治っていったり、本当に一筋縄ではいかないのがガン治療だったのです。

もしかしたら前述の一般的な通説よりも、ガンは「おとなしいもの」ではないか、とも考えています。なぜならばガンの出現は「敗血症」ですぐ死ぬという状況を救ってくれる役割を担うケースがあるからです。助けてくれるような役割を伴う存在ならば、本質的にそんな悪さをするはずがない、という考えに私は至りました。

●医者が告げる「ガンの常識」、5つの虚実

(1) ガン細胞は発生するやいなや驚くべき勢いで増殖し、人は死に至る──▼嘘です!

なかには稀にそうしたケースもないことはないのですが、もしあるとしたら、抗ガン剤投与や放射線治療を行なった場合です。たいていのガン(特に固定ガン)では、そうしたことはありません。

抗ガン剤と放射線の二つの治療を行なうと、こうした経過をたどるケースが多くあるのです。たとえガンの悪性度が高くても、西洋医療による治療を施さず、抗酸化に満ちた治療(良い食養生、良いサプリメント、温熱療法など)をしっかり行なうと、ガンはそれ以上に暴れることはなく、ほとんど進行しないのです。

【症例】

胆管ガンの肝臓転移という致死率が高い悪性のガン患者さん(昭和二八年生まれの女性)が来院したとき、私は「西洋医療の二大治療を受けたら、亡くなる確率はさらに高まりますよ」と話し、私の治療法(二七五ページ以降参照)を指示しました。

その療法を続けた結果、患者さんは一年経っても元気で、ガンのマーカーも正常化、体調も回復したのです。ところが、その時点で病院の主治医から患者さんご夫妻に、次のよ

うな指示がなされたのです。

「胆管ガンで肝臓転移の場合、一年以上元気なのは稀なケースで、ふつうは半年で亡くなります。そろそろ危ないと思うので、緩和ケアの病院（またはホスピス）に予約をとっておいてほしいのです」

いきなりこのように言われて、患者さんもご主人もビックリして「そうはいっても今はすごく元気ですし、ガンのマーカーも正常化しているのですが……」と話すと、主治医は次のように言ったそうです。

「いや、転移性肝ガンはきわめて悪性です。元気そうに見えるけど、ある日突然、ポーンと亡くなるケースが多いので、お話ししているのです」

主治医と議論しても始まらないので、二人は病院をあとにし、それから数日後、再び私のクリニックを受診しました。

主治医に言われたことを患者さんから聞いたあと、私は次のように話しました。

「まさに従来の固定観念に満ちた常識しか信じない医者の発言ですね。転移性肝ガンは悪性のガンであることには違いありませんが、とことん免疫力を高めると、悪化せずにいつまでも元気でいられるケースもあるのです。まあ、ふつうでは考えられないとは思いますが」

その日からすでに三年半経ちましたが、患者さんの症状は悪化せず、以前と変わらずに元気に暮らしています。病院の主治医によれば、とうの昔に亡くなっているはずでした。

驚くべきことに、ＣＴ検査でガンの転移がほとんど消えてしまったことで、血液データも完全に正常に回復していました。これは胆管ガンで肝転移が完治したケースですが、私自身は何例も体験しています。

つまり、ガンは何でもかんでも指数関数的に増大するばかりではないのです。特に固定ガン（胃ガン、肺ガン、胆管ガン、子宮ガン、乳ガン）は、三大治療ではなく、自然な免疫療法を行なうと、いつまで経っても亡くならないどころか、治っていくケースもけっこうあるのです。

(2) ガンは一度発症したら不可逆性なので、完治することはない──▶嘘です！

多くの医者は医学校でそのように学び、そう考えていますが、初期や中期の場合、やり方によってはどんどん治っていくことも多くあります。（1）の症例もそのひとつです。一概に不可逆性とは言い切れず、治ることもあるのです。

確かに、あまりに転移だらけの場合は不可逆性でしょう。しかし、かなりの悪性の場合でも、うまく治療すれば改善する可能性はある、つまり可逆的なことも多いのです。

（3）転移ガンは完治が望めず、抗ガン剤、放射線、新薬を使って延命するのがベスト──▼嘘です！

全くの間違いです。抗ガン剤と放射線の二つで完治はありません。また延命の根拠もありません。

（4）ガンは早く見つけて切除するのがベスト──▼嘘です！

テレビやマスコミが声高に唱える「早期発見、即手術」は賢明な選択とは言えません。どんなに早く見つかったとしても、ガンは一センチほどの大きさになって初めて発見されます。肉眼では見えなくても、ガン細胞はすでに体中をウロチョロと流れているのです。となると、「早期発見」とは称していても、実際には早期段階を過ぎていて、手術をしてものちのち転移が起こることが多いのです。あるいは、手術をするから転移するのかもしれません。

手術をするということは体を切り開く行為のため、体内の酸化が必至となり、体中にガンを散らばらせる可能性が高くなるからです。たとえ「早期発見、即手術」をしたとしても、ガンだらけになる可能性はいくらでもあるのです。

(5) 早期発見のため、頻繁にガン検診を受けるべき──▶間違いです!

早期発見されたら、徹底的に「抗酸化な食生活」をしなくてはなりません。「抗酸化な食生活」を続ければ、良くなることは間違いないからです。早く見つけることよりも、「ガンにならない抗酸化な食生活」を実践することのほうがよほど大切です。

ガンにならない食生活を実践さえしていれば(つまり最善の予防法を選択すれば)、私たちにとってガンは恐ろしい病気ではありません。

「チェコ・レポート」という研究があります。検診を受け続けた人と全く受けなかった人を比べると、ガンになった人は前者のほうがはるかに多かった、という驚くべきレポートです。

この研究の結果は(1)~(5)までの判定結果と一致します。

●赤血球の重要な役割

ガン発症の間接的な原因のひとつとして、毛細血管網を形成する極細の血管（真毛細血管）への血流の途絶が挙げられます。人間の体の中では、心臓から出発した血液（赤血球）が体内のありとあらゆるところに流れていきます。

そして再び心臓に戻ってくるのですが、戻ってくる時間は平均して一分くらいで、一秒間に五〇センチというかなりの速さで流れています（ただし、最後の真毛細血管では一秒間に一ミリ以下と大変遅く流れる。これは栄養素を受け渡す必要があるからです）。

血流の中心はやはり赤血球ですが、そのほかにも白血球、血小板、血漿《けっしょう》など、生命維持に欠かせない重要な物質が流れています。

血流の中心である赤血球について一般に知られていることは、「酸素」を保持して、その酸素を組織（臓器）に運び、組織を生き生きと息づかせるというものです。しかし近年、この酸素供給以外にも赤血球には大変重要な役割があることがわかってきました。

それは、「あらゆる栄養素の供給」です。あらゆる栄養素とは、タンパク質（アミノ酸）、炭水化物、脂質、ビタミン、ミネラル、水、ファイトケミカル、ホルモン、酵素、補酵素などです。

人間にとって欠かすことのできない栄養素と酸素は赤血球が保持し運搬していたのです。**「栄養素と酸素の運搬」**、これが赤血球の第一の役割です。人間の体を走っている赤血球は心臓から始まり、血管内を流れ全身をめぐって心臓に戻っていきます。血管の長さは太い大動脈と毛細血管とをつなぐと全部で一〇万キロにも及びます。一〇万キロとは地球二周半の長さです。

人間の体には体重の八％（体重六〇キログラムだと約五リットル）の血液があり、心臓は一分間に約七〇回拍動し、およそ一分間で赤血球を全身に循環させ入れ替えます。これが赤血球の第一の重大な役割です。

血管を道路にたとえると、血管の太い部分は幹線、細い部分は小道、最も細い部分は路地のようなものです。そこを走る小型トラックが赤血球に当たります。この小型トラックが体内を循環して約一分で戻ってくるのです。

赤血球の第二の役割は、**「毒素や老廃物の排除」**です。

赤血球という小型トラックは組織に酸素と栄養素を供給したあと、今度は組織から老廃物や二酸化炭素を受け取り静脈を通って心臓に戻っていきます。最後は汗と尿となって排泄されます。

第三の役割は**「体温の保持」**、第四の役割は**「免疫の維持」**です。

以上のようなことを知れば、赤血球がいかに生命に関わる重要な役割を担っているかがおわかりになると思います。なかでも重要なのが第一の役割で、「酸素とあらゆる栄養素」を各組織へ供給する役目です。

酸素と栄養素が組織に入っていかなくなると、その組織はどうなるでしょうか。

酸素と栄養素が供給されない組織は、言ってみれば栄養失調の組織になります。つまり飢餓状態の組織ができあがるのです。この状態のときに出現するのが「活性酸素」です。

活性酸素は酸素のない場所に出没する悪玉です。酸素の存在する場所には活性酸素は出てきません。細胞内の核を破壊し、ガンを作る大本が活性酸素だと少しだけ前述しましたが（一〇一ページ参照）、その活性酸素は実は真毛細血管に赤血球が入らない場合に出現するのです。

真毛細血管に赤血球が入らない場合、組織は飢餓状態になります。そこでやむを得ずその場所に活性酸素が生じます。この活性酸素は、言わば代替的に出現したエネルギー体ですが、一方で細胞を破壊してあらゆる病気を出現させるもとになり、ついには核まで破壊してガンを作ることになるから怖いのです。

●病気と血流は直結する

活性酸素が出現する理由は、赤血球が真毛細血管に入っていかないからだと述べましたが、ガンだけでなく、ほとんどの慢性病は真毛細血管に赤血球が入っていかないことから起こります。赤血球がいかなくなった臓器には酸素が送られなくなります。そこに出現するのが活性酸素で、これが病気の直接的な原因となります。

真毛細血管に赤血球が入らない原因は次の二つです。

（1）ルロー（赤血球が固まり合う連銭形成状態。一二〇ページ、写真②参照）化しているため、入っていけない。

（2）アキャンソサイト（赤血球が球状化し、球体の上にイボがついたような状態。一二〇ページ、写真③参照）化しているため、入っていけない。アキャンソサイトは腸の腐敗菌がもたらしている。

赤血球が（1）と（2）の状態になると真毛細血管に入れず、酸素不足、栄養不足になります。臓器は飢餓状態となり活性酸素の出現を許してしまいます。

では、どうしてルローやアキャンソサイトが起こるのでしょうか。ふつう、正常の赤血球は結びつかずひとつひとつが独立して流れ、狭い真毛細血管には折りたたんで入っていきます（一二一ページ、図3、図4参照）。

赤血球は本来独立して流れますが、ある原因が加わると合体する場合があります。五円玉を糸で結んだ形に似ているので、連銭形成（ルロー）と言います。ルローが起こると真毛細血管には入れません。その理由は赤血球がつながったために、変形できなくなったからです。その結果、赤血球の入らない組織は飢餓状態になり、酸素不足から活性酸素を生じます。

悪玉の活性酸素は、ルローとアキャンソサイトが生み出していたのです。

●「血液ドロドロ」を起こす根本原因

赤血球の長径は七・五マイクロメートル、短径は二マイクロメートルで真ん中がへこんでいます。真毛細血管の長径は四マイクロメートル。赤血球が球体だとここには入れません。短径が二マイクロメートルかつ真ん中がへこんでいるお陰で折りたたんで入れるのです。ルローとなってくっついたら、プロテアーゼを飲まない限り離れません。では、ルローやアキャンソサイトを起こす原因はいったい何でしょうか。

（写真①②③④）赤血球のさまざまな状態

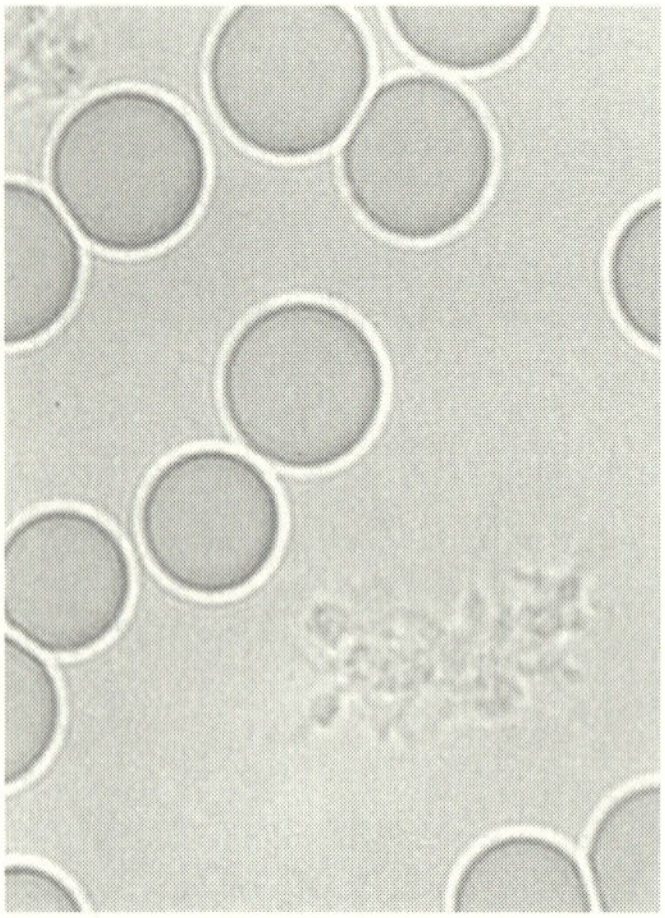

①正常な状態の赤血球。

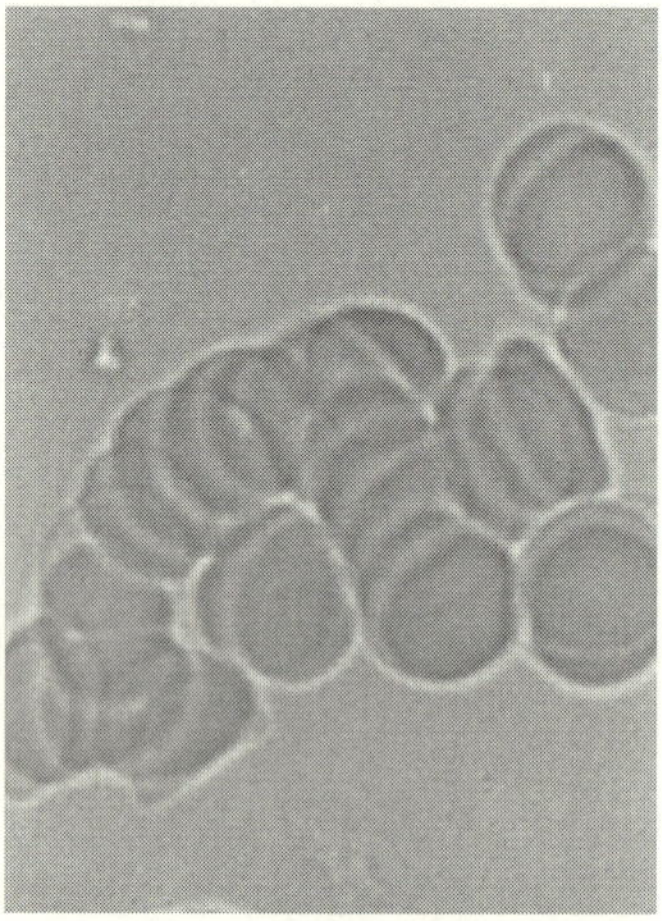

②くっついて連結した状態（ルロー化）。

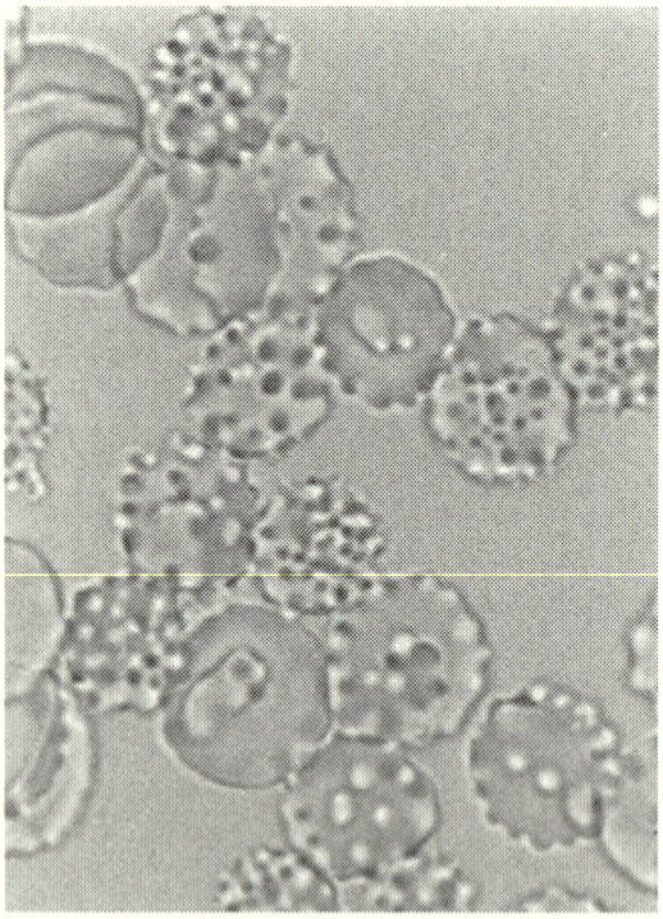

③球状になり球体の上に腐敗菌がつき、金平糖のようになった状態（アキャンソサイト化）。

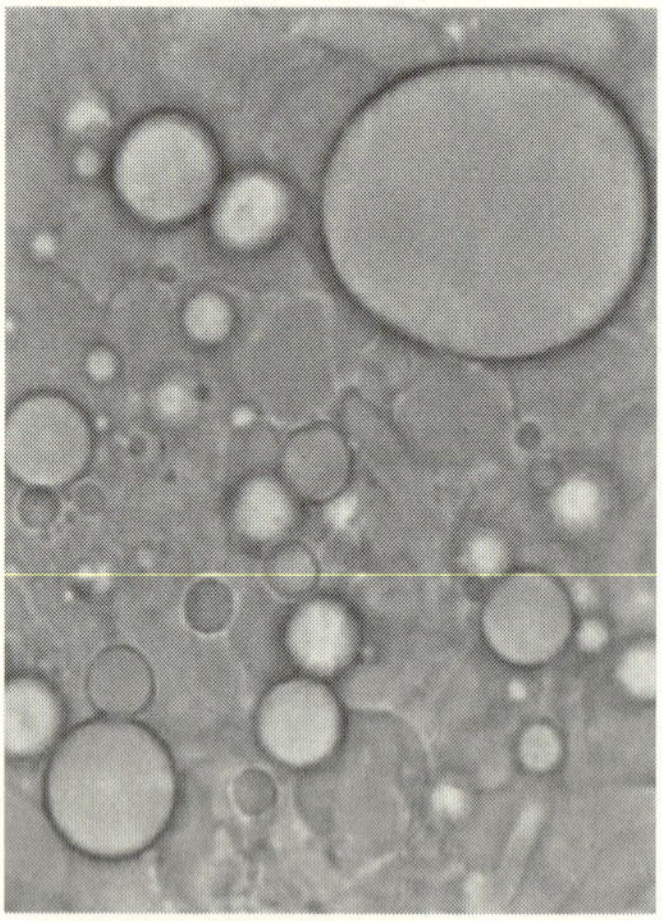

④糖質を摂りすぎて消化できずにできた糖のかたまり（シュガークリスタル）。

（図3）
正常な状態の赤血球

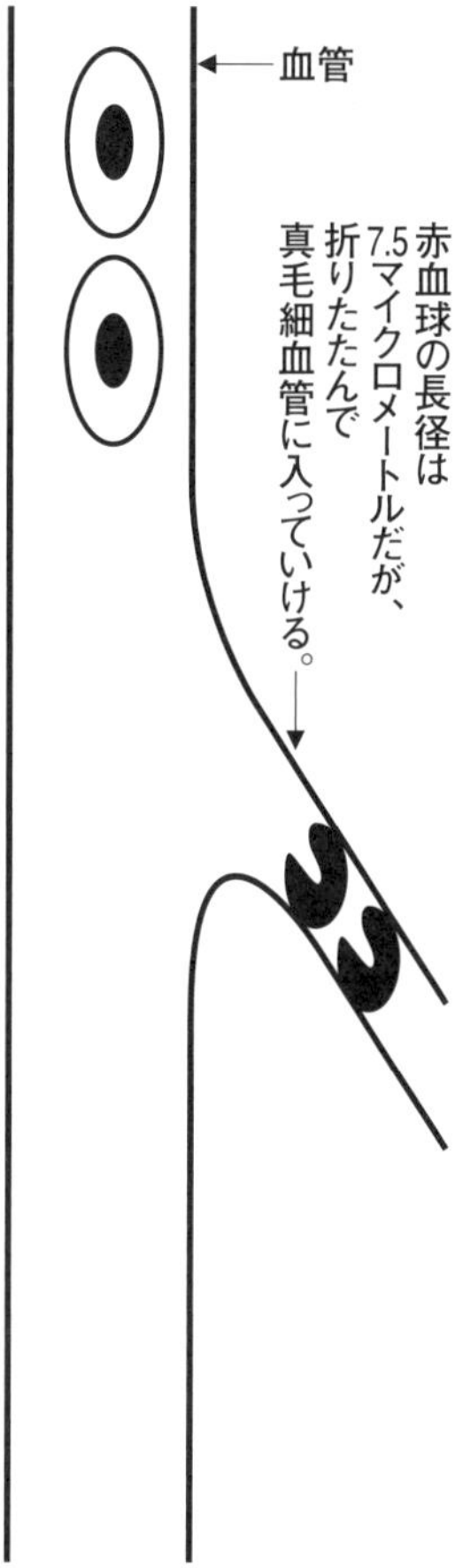

（図4）
連結状になった赤血球

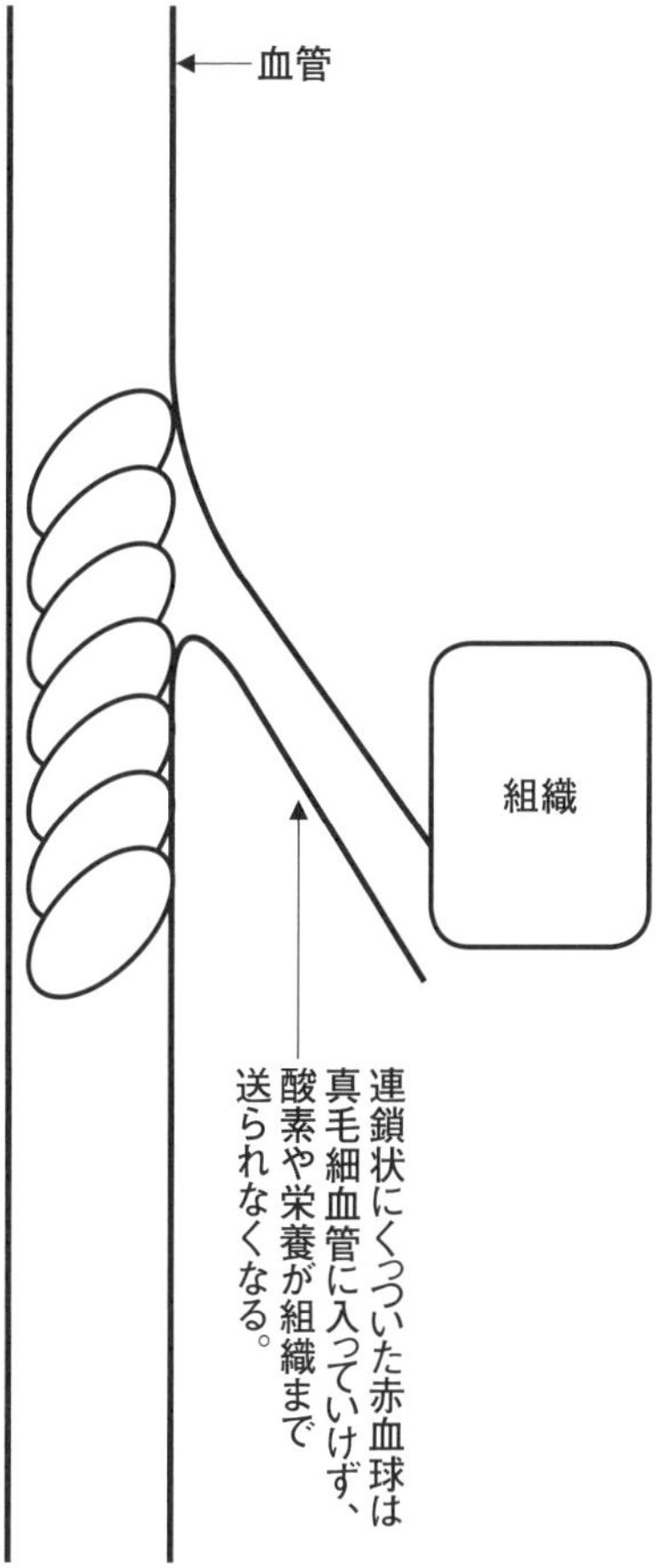

それは次に挙げるような食品や習慣です。

①動物性タンパク質（肉、加工肉、牛乳・チーズ・ヨーグルトなどの乳脂食品、魚、鶏卵）。

②糖化物質（タンパク質の糖化反応によって作られる生成物質。ＡＧＥ）。

③砂糖菓子やグラニュー糖、ショ糖。

④タバコ（喫煙の習慣）。

なぜ①～④がルローやアキャンソサイトを作るのでしょうか。それは、これらの物質が陽イオン物質を持っているからです。

赤血球は本来、周囲をマイナスイオンがチャージし取り巻いているため、陽イオンとは結びつきません。そのため、赤血球同士が弾《はじ》き合い、結びつくこともなく、どこにでも入っていけるのです。

物質の帯びている電気的バランス（電荷）がプラスとマイナスならば、互いに引きつけ合い、プラス同士マイナス同士だと反発し合います。

自然界の原子や分子は、プラスの電荷を持つ陽子とマイナスの電荷を持つ電子の数がつり合って安定しています。これが水に溶けると電子を手放したプラスイオンと電子を多くもらったマイナスイオンとに分かれます。

血液中の赤血球はプラスの電荷を持つため、マイナスの電荷を持つイオンが集まってきます。その結果、赤血球の周囲はマイナスイオンのバリアーを張ったような状態になります。これを「ゼータ電位」と言います。

ところがここにプラスイオンが入ってくると、「ゼータ電位」が破壊されて反発力がなくなり赤血球同士が結びつきます。

ルローやアキャンソサイトが起こる理由は、「ゼータ電位」が破壊され、プラスイオン物質が陰イオンの赤血球を糊のようにくっつけてしまうからです。

ルロー状態やアキャンソサイト状態では真毛細血管には全く入れません。こういった状況をもたらすのが、①②③④といった物質ですが、最近特に注目されている悪玉が②の糖化物質（ＡＧＥ）です。

ルローを解除しさえすれば、真毛細血管に赤血球が入り微小循環は良くなり、組織に酸素と栄養素が行きわたります。

「ルローの解除」、つまり「血液サラサラ」状態に戻すための第一の力が「酵素」です。

特にプロテアーゼ（タンパク質分解酵素）はルローになったプラスイオンを一瞬にして解除する力を持っています。

肉や加工肉や小麦粉を使ったもの（パンやラーメン）を食べると、すぐ赤血球はくっついてしまいます。くっついた赤血球を引き離す力を発揮してくれるのがプロテアーゼです。

実は、人間は無意識のうちにプロテアーゼが含まれた食べ物を食後に摂ろうとしています。

自然界で最もプロテアーゼが強い食物は南国産フルーツです（マンゴー、バナナ、パイナップル、パパイヤ、キウイフルーツなど）。血流が悪くなる食事をしたあと酵素を摂ろうとするのが「食後のフルーツ」です。

質の高いプロテアーゼ・サプリメントはフルーツ以上の効果を発揮します。飲むと瞬時に血液をサラサラにするので、赤血球は再び真毛細血管に入り込み組織に栄養や酸素を供給、体内器官は生き生きと機能を再開するのです。

日本で最も高力価を持つプロテアーゼとして、私は「鶴見式酵素」を活用しています。現状で、これほどよく消化する酵素はないからです。

ただし、ガン患者の方には、しっかりとした「ファスティング→ヴィーガン食」の実践を最優先していただくことが前提となります。

また、ガン以外の患者さんにも「ヴィーガン食」の食養生や、時には「ファスティング」の指導を行なっています。

しかし、それまでふつうの食生活を送ってきた一般的な人にとって、やはり時々は肉を口にしたいし、魚も卵も食べたくなることでしょう。人によっては我慢してばかりの食生活で大きなストレスを抱えてしまうケースも出てきます。そうなってしまっては逆効果です。

そこで、肉を食べたときはどうするか。魚を食べすぎたときはどうするか。対策としては、質の高い酵素サプリメントを飲むことです。ただし、牛乳、チーズ、ヨーグルトは、あまりに毒性が強すぎるから絶対にダメです。

(3) ガンの生態と育成役

ガンという敵を退治するにはその特徴を知っておく必要があります。ガン細胞は正常細胞とは全く別の形態で生きている不思議な生物です。ここでは、正常細胞とは全く違う特

（表2）GI値食品 ※ブドウ糖を100とした数値

高GI値（70以上）食品

110	グラニュー糖	×
	氷砂糖	×
109	粉砂糖	×
	上白糖	×
108	三温糖	×
	キャンディ	×
99	黒砂糖	△
95	あんパン	×
	どら焼き	×
93	水飴	×
	フランスパン	×
91	食パン	×
90	ジャガイモ（※1）	△
89	煎餅	×
88	蜂蜜	△
	大福	×
	ビーフン	×

86	キャラメル	×
85	餅	×
	うどん	×
84	白米	×
	かりんとう	×
83	バターロール	×
	さらしあん	×
82	ケーキ	×
	ナン	×
	イチゴジャム	×
80	もち米	×
	ニンジン（※1）	△
	団子（あん）	×
	こしあん	×
	ホットケーキ	×
	ドーナツ	×
	チョコレート	×

79	みたらし団子	×
78	つぶあん	×
77	クッキー	×
	赤飯	×
75	山イモ（※1）	△
	ベーグル	×
	チーズケーキ	×
74	切り干しダイコン（※1）	○
73	メープルシロップ	△
	インスタントラーメン	×
	コショウ	△
71	マカロニ	×
	中華麺	×
70	胚芽米	×
	クラッカー	×

中GI値（70～60以上）食品

70	パン粉	○
	トウモロコシ（※1）	○
69	カステラ	×
68	そうめん	○
	クロワッサン	×

65	ドライバナナ	○
	アイスクリーム	×
	パイナップル	○
	片栗粉	○
	白玉粉	○
	スパゲティー	○
	玄米フレーク	○
	長イモ（※1）	○
	カボチャ（※1）	○

64	里イモ（※1）	○
63	モモの缶詰	○
62	パイナップルの缶詰	○

低GI値（60以下）食品

60	栗	◎
59	そば	◎
58	五分づき米	◎
	ぎんなん	◎
	ライ麦パン	◎
57	お粥	◎
56	玄米	◎

55	五穀米	◎
	サツマイモ（※1）	◎
	オートミール	◎
50	全粒粉パン	◎
49	赤米	◎
48	ハトムギ	◎

45	ゴボウ	◎
	ナッツ	◎
32	春雨	◎
30	アーモンド	◎
28	ピーナッツ	◎
25	アガベシロップ（※2）	◎
18	クルミ	◎
	ピスタチオ	◎

※1…野菜はジャガイモ、ニンジン、山イモ、切り干しダイコン、トウモロコシ、長イモ、カボチャ、里イモを除くと、ほとんどが低GI値。しかも30以下が多い。また、海藻もほとんどが30以下。

※2…アガベシロップとは、アガベ（サボテンの一種）の樹液を抽出したもの。

徴を列挙してみます。

●ガンはブドウ糖をエサとして繁殖する

人間は、嫌気《けんき》性解糖系とミトコンドリア系という二つのエネルギー回路を使って生きる動物ですが、ガン細胞はほとんど解糖系エネルギーだけで生きている不思議な細胞です。つまりブドウ糖（グルコース）だけをエサとして生きているのです。

ガン細胞は血糖値が一四〇mg／dℓ以上の高い数値になったとき、糖を食べて大繁殖します。血糖値が一四〇mg／dℓ以上になるのは、GI値（血糖値の上昇度。注）の高い食品（特に砂糖菓子）を食べたときです。ガンの患者さんは、ガン細胞が喜ぶようなGI値の高い食品を避け、GI値の低い食品による食生活を徹底させることです。

（注）GI値（glycemic index＝グリセミック指数）とは、食べ物の血糖値上昇の度合いをブドウ糖（グルコース）を一〇〇とした場合の相対値。七〇以上が高GI値で、血糖が急速に上昇するため問題のある食品とされます。

GI値の高い食品については表2（一二六ページ）を参照していただき、概《おおむ》ね次の食物は避ける必要があります。

砂糖、白砂糖を使った菓子（和菓子、洋菓子、スナック菓子、製氷菓子、チョコレート）、黒砂糖、三温糖、メープルシロップ、みりん、蜂蜜、氷砂糖、うどん、白米、白い粉の食品、餅など。これらの食品はＧＩ値が高く、血糖値が急上昇するためガンの直接のエサになります。糖尿病患者がガンになると非常に治りにくくなるのは、体内が常に高血糖状態であるため、ガンが繁殖し続けるのに適した環境になっているからです。

「ＰＥＴ-ＣＴ」という検査法があります。これは五〇％のブドウ糖を点滴したうえでＣＴを撮る検査法です。ガンのエサであるブドウ糖を与えてみて、ガンが体内にいる場合、エサを食べて繁殖したガン細胞をＣＴで捉えるのです。

しかし、この検査法はリスクが伴います。ガンが存在しなかったり、眠ったままだったらいいのですが、下手をすると眠っている子を起こしてしまうことになります。その後の大繁殖にもつながりかねないので、ガンの転移のありそうな方にはおすすめできない検査です。

ガン細胞はブドウ糖だけをエサとして繁殖する生き物だ、ということだけはよくよく覚えておいてください。

●ガンは酸素のない場所に出現する

ガンは酸素のないところでエネルギーを生み出す、というとんでもない特徴を持っています。正常なミトコンドリア系でのエネルギー回路を使わずにエネルギーを得ているのがガン細胞です。

こんな過酷な条件で生きられる細胞ですから、恐ろしいほどタフで、まるで真空の宇宙空間でも生きていける「エイリアン」のようなものです。

ということは、ガン細胞は酸素のいっぱい流れているところには出てこない生き物、つまり毛細血管すべてにわたり「血液がサラサラ流れているなら、一生ガンにはならない」と言えそうです。

「血液サラサラ」とは、赤血球が一個ずつ単独のままあらゆる毛細血管を流れることを意味します。したがって、ガンになった人は常に「血液サラサラ」を目標に、血糖値を一二〇㎎／dℓ以上にしないようなGI値の低い食品中心の食生活を続けていると、ガンは進行しにくく治りやすくなります。

食の改善は基本中の基本です。そのうえで、自然な免疫力を高めることを実践していくと、治る可能性がさらに高まります。

●救済装置としてガンの発生を知る

ガン細胞は、ミトコンドリア系エネルギーを用いず、嫌気性解糖系のエネルギーのみを使用してエネルギー源としていますが、これでは二分子しかエネルギーが得られません。このような効率の悪いエネルギーの摂り方をガン細胞はなぜするのでしょうか。

その答えとしていくつかの説がありますが、最近、私は次のような考えに至りました。

——ガンとは、何らかの人体修復の目的で酸素の存在しない場所に出てきた「異形の細胞」なのではないか。

腸管造血説を提唱している森下敬一博士が以前から主張されている考えでもあります。

「ガンというものは、何らかの原因で出現せざるを得なかったある種のお助けマンである。もしガン細胞が出てこなかったら、その人は早いうちに敗血症で死んでいたに違いない」といったことを述べています。

これは「体の中は腐敗菌だらけで、敗血症になる一歩手前のところまできている人が、ガン細胞という解毒フィルターで急死するのを防いでいる」という考え方で、かなり以前に、こうしたことが書かれていた森下博士の本を読み、「なるほど」と唸《うな》らされたことがありました。

学問的ではないにしても、「このことはきっと真理だろう」と直感したのです。なぜならば世の中には必要がないのに出現するものなどないからです。人間も同じです。ガンになる人は、体内は恐ろしく悪い状態に違いありません。全身至るところが細菌だらけ、カビだらけ、ウイルスだらけの状態で、腸の中は腐敗して悪玉菌だらけのことでしょう。

この場合、菌血症（血液中に細菌が侵入した状態）から敗血症になりやすいはずで、こうした人は敗血症にかかり、すぐに死んでしまうという予測がつきます。そんな人の体内に出現するのがガン細胞なのだと思われます。敗血症になると三日以内に死んでしまうところを、ガン細胞は敗血症にならないよう浄化のフィルター役をしてくれていたのです。

ガンのお陰で一年以上も延命できるとしたら、ガンは救世主かもしれません。だからこそ、ガン細胞は酸素のない場所に出現するのです。そのような場所に出現しても死なないくらいたくましくないと、フィルター役を全うできないからでしょう。

●ガンを育てる活性酸素

一九三〇年、ドイツのオットー・ワールブルク博士（一八八三～一九七〇年）は、「ガン細胞は酸素が十分に供給されている状態でも、嫌気性解糖系が顕著に増加している」という「ワールブルク効果」を発見しました。

つまり、「ガンは酸素のないところだけでなく、酸素が十分に存在する状態でも酸素を使わない方法で育つ」のです。さらに言えば、ガンは「活性酸素の多い場所で育つ」のです。先に述べたようにガンは育つのにきわめて長い年月がかかります。そしてガンとなると、酸素のない場所で活性酸素が満ちあふれた臓器に大繁殖するようにできています。酸素のない場所に現われて生きる理由は、前述のとおり「急死するのを防ぐ救済装置」としての役割のように思えます。

ただ、救済が終了してもガン細胞はいなくなるわけではありません。体を助けるだけ助けたら、今度は自分自身がたくましく生き続けることになります。そのためのエサが必要で、そのエサがグルコース（ブドウ糖）なのです。そして、このブドウ糖をもらうために必要なのが「活性酸素」です。

活性酸素は正常だった細胞内の「核」を破壊し、ガン細胞を作り上げる張本人でしたが、出現したガン細胞にエサを提供する役割も持っています。活性酸素によって破壊された正常細胞は必ず出血しますが、この中には大量のブドウ糖が存在しています。ガン細胞はそのブドウ糖をエサとして生き、さらに繁殖していきます。ガンにとってみれば、活性酸素の殺傷力によって正常細胞が壊れ、出血したお陰でエサにありつけることになります。「新生血管の多くなった場所にガン細胞は育つので、新生血管を途絶えさせなくてはいけない」という考えから、新生血管を途絶えさせるサプリメントを開発している人を見かけます。しかし、いくら新生血管を途絶えさせたとしても、大本の活性酸素はいくらでも出てくるのですから、活性酸素を退治しなければ何にもなりません。ガンの治癒やガンの予防にとって最優先すべきことは「活性酸素を消滅させること」なのです。

活性酸素の中で最も凶暴なのは、ヒドロキシルラジカル（一四〇ページ参照）です。それを退治できる唯一のものと言える「良質な水素カプセル」のサプリメントを飲むことにはそれなりの意味があります。

●ガンは怒らせるほど手ごわくなる

「人を呪わば穴二つ」という言葉があります。「殺す者は殺される」と言われたりするのと同様、これは宇宙法則における「作用反作用の法則」に当たります。争い事などで、相手の攻撃が強い場合、同程度の力で立ち向かうと、結果的にどちらか、あるいは双方に死を招くことになります。争い事の結果としての最悪のケースのたとえです。

争い事はしないですませることが最善の策なので、相手がとてつもない剣幕で向かってきたら、どれだけ自分が正しいと思っても、反論せずに謝罪したり、「勉強になりました。ありがとう」などと言って退くと、争いはそれ以上に大きくはならないでしょう。

それをやり返したりすると、おおごとになって大変です。

私はガンも同様だと思うのです。ガン細胞というのは巷《ちまた》で言うほどの悪ではなく、放っておいてもおとなしいままでいることがあるのです。また、うまく治療を進めれば自然消滅すら可能な存在なのです。

ところが「何だ、このガンの奴め」と思って殺そうとすると、かえって反発してくるのがガン細胞です。ガンを殺そうとする行為で最も有名なのは「抗ガン剤投与」「放射線治療」「手術」ですが、「免疫リンパ球療法（樹状細胞療法も含む）」も、同様の殺戮《さつりく》行為だと私は思っています。

とにかく「抗ガン剤投与」と「放射線治療」は細胞を殺すことを目的とした典型的治療であり、この行為によって後々大変な反動が起こり、ガンはかえって大繁殖し、それこそ治るものも治らなくなります。

ニュースなどで、有名人が国内最高とされる病院で治療したのに、短期間で亡くなってしまった、という話をよく耳にしますが、それはガンを殺そうとしたことによる反動で、かえって悪化させ死期を早めてしまうからです。

「抗ガン剤投与」によって確かにガン細胞を半数近く消滅させることができます。しかし、たとえ半数が死んでも半数は生き残るのです。そして生き残ったガン細胞はADG（アンチ・ドラッグ・ジーンズ）という薬に対する耐性を持ったガン細胞に変異しており、強大な力を持った怪物になっているのです。

そのため、効果のあった最初の抗ガン剤を再度投与しても全く無効です。しかも、恐ろしいことに、繁殖率が何千倍何万倍にも急増してしまうのです。「抗ガン剤投与」は、その後の大繁殖・大増殖を招く恐ろしい治療法である可能性が高い、と私は思っています。

同様なことは「放射線治療」にも言えます。放射線治療は二〇〇〇万マイクロシーベルト以上の強力な放射線を体内に入れるため、体内組織は焼け焦げ状態となります。

この結果、ガン細胞はある程度は死にますが、残ったガン細胞は「抗ガン剤投与」同様、強大化して大増殖したあげく、体中への大転移が始まるのです。いずれの治療も「殺す者は殺される」の法則どおりに働いているように、私には思えるのです。

ガンが生じても、ムキになって闘おうとしないこと。そして、自分自身の「ナチュラルな免疫（腸管免疫）のアップに専念すること」が最良のガン対策だ、と私は考えています。

近藤誠がん研究所所長・近藤誠氏が述べた「ガンとは闘うな」はまさに真理でした。ただし、近藤氏の言うように「放っておく」必要はありません。ガンの促進因子は「活性酸素」ですから、日常の生活で「ファスティング→正しい食養生」を繰り返し、さらにスカベンジャー（抗酸化物質）を食事とサプリメントで補充し、ライフスタイルを改善し、ホルミシス（低線量放射線）効果を活用すれば、ガンはどんどん小さくなっていく可能性が十分にあるのです。

●ガンの大きさは極小──100万個でも目に見えず

一個のガン細胞の直径は〇・〇一ミリ（一〇マイクロメートル）という極小のサイズであると言われています。もちろん肉眼では見えません。ガン細胞は体内で直径一ミリになったら一〇〇万個という計算になりますが、実はもっともっと多いとも言われています。

もし一ミリで一〇〇万個あったとして、直径一センチなら体積はその一〇〇〇倍なので一〇億個存在することになりますし、もっと多い可能性もありそうです。

ガン細胞のサイズに関しては諸説ありますが、とにかく極小なことだけは確かです。肉眼では一〇〇万個あっても全く見えず、一〇億個くらいになってようやく見えるほどです。

極小のガン細胞はCTやレントゲン検査で写っていたとしても肉眼では判別できないし、転移ガンの有無も確認できません。

ガンの除去手術のあとに医者が「もともとあったガンは取り除きました。転移しているかどうかですが、肉眼で見る限り確認できないので、まず大丈夫でしょう」などと患者を安心させるような発言をすることがありますが、見えていないだけで、すでに極小ガン組織は存在しているかもしれないのです。

【悲惨な実例⑧】子宮頸ガンの手術（子宮頸ガンほか、女性、四〇歳）

この患者さんは某有名大学病院で子宮頸ガン手術をしました。手術後、担当医から次のように言われました。

「しっかり取れました。ガンは大きかったので、子宮と両卵巣、さらに膣の一部とリンパ節もかなり取りましたから、もう大丈夫でしょう」

患者さんはすっかり安心していたのですが、一か月半後のCT検査で早くも鼠径《そけい》リンパ節転移が見つかりました。患者さんはびっくりして友人に相談して、私のクリニックのことを聞き、来院されました。

当院方式の治療（二七五ページ参照）に基づき、しっかり実行してもらった結果、その二か月後の再検査では、転移ガンは概ね見当たりませんでした。

その後も四～五か月に一回の検査をしてきましたが、一年半経っても転移は全くなく、患者さんに大変喜ばれる結果になりました。

ガン細胞は極小サイズなので、特に転移ガンの場合は見えないからといって存在しないわけではないことを知っておく必要があり、手術で切った際には、術後、抗酸化の力をフル活用して再発予防に備えなくてはなりません。

●ガン細胞が転移していなければ手術可

ガンがたとえ一〇〇億個あろうが二〇〇億個あろうが転移さえしていなければ、除去手術によって完治します。しかしガンは小さすぎて見えないため、全部取れたと思っても体内に散らばって存在していることが多く、そこにむずかしさがあります。

前述した近藤誠氏は著書『あなたの癌は、がんもどき』（梧桐書院刊）の中で、次のように述べています。

――正常臓器の表面は、上皮や粘膜で覆われており、それらを顕微鏡で見ると、上皮細胞や粘膜細胞が「基底膜《きていまく》」という無構造の膜によって囲まれています。がん細胞は、これら表面細胞から発生するのですが、基底膜を越えられるものと、越えられないものに分かれます。そして、基底膜を越えて周囲組織（間質《かんしつ》という）に侵入したものが「浸潤がん」、越えていないものが「非浸潤がん」です。

「浸潤がん」は全身に散らばった転移ガンとなり、基底膜を越えられない「非浸潤がん」の場合は、手術をしてもまず転移はしません。

この基底膜を越えているか越えていないかは、肉眼では判断できないので転移の有無は誰にもわかりません。どんな名医が手術しても「多分、転移はしてないでしょう」としか言えず、「絶対」という言葉は使えないのです。

切ってみて転移がなければ「基底膜を越えていなかった」ケースであり、転移があったのなら初めから「基底膜を越えていた」ということになります。手術後、長期間経過しても転移がない（つまり基底膜を越えていない）ガンの場合は、いつまで経っても転移しない可能性が高くなります。転移しにくい性質を持ったガンは基底膜を越えないのです。

●ガン細胞は正常細胞の酸化・腐敗

活性酸素という物質は、励起《れいき》したエネルギーが非常に高く不安定な物質です。不安定であるため、マイナスイオンがありさえすれば、どこへでも手を伸ばしマイナスイオンと結合し安定しようとします。

活性酸素が少量であれば体の機能が働いてしっかり修復してくれます。しかし活性酸素が限度を越えて多量に出現してしまうと、体中が活性酸素だらけになり全身が酸化（腐敗）し、正常細胞が破壊されてしまうことになります。

正常細胞は酸化された細胞へと成り変わり、細胞膜は「過酸化脂質」という酸化された細胞膜になり腐ってしまうのです。こうなると細胞は次第に蝕《むしば》まれ、全く違った極悪細胞と化してしまいます。このような経緯で腐敗した細胞は二度と元には戻りません。正常細胞を異常な細胞に変えてしまう活性酸素はまさに「破壊者、殺戮者」と言えるのです。

●最悪の育成役がいる（活性酸素のヒドロキシルラジカル）

ガンを発生させガンを成長させていく物質は活性酸素です。そのくらい悪い物質ですが、細菌を殺す力も持っている必要悪ともいえます。

活性酸素の種類はいくつもありますが、特に次の四つの物質（一四一ページ①〜④）が細胞破壊をする恐ろしい物質です。

活性酸素には「フリーラジカル」というタイプがあります。超不安定な物質で少しもじっとしていないため「ラジカル（急進的、過激な、の意）」と呼ばれます。フリーラジカルは励起状態にあり、マイナスイオンを取る力が早くて強いため、その酸化力も非常に強いものです。

四つの活性酸素の中ではスーパーオキシドラジカルとヒドロキシルラジカルがフリーラジカルとされます。このタイプは瞬時に正常細胞を酸化させてしまいます。なかでも破壊力が強いのが「ヒドロキシルラジカル」で、ふつうの活性酸素が爆弾級だとしますと、ヒドロキシルラジカルは原子爆弾級と評されています。また、ラジカルでない過酸化水素や一重項酸素も恐ろしい物質なので侮ってはいけません。

人間にはこれらの「活性酸素」物質を取り除く抗酸化物質（スカベンジャー）がないと生きていくことはできません。

①スーパーオキシドラジカル

【特徴】体内で最初に大量に発生する。ミトコンドリアがエネルギーを使う際にできる活性酸素。放っておくと過酸化水素に変わる。

【対抗できる抗酸化物質】ビタミンCとスーパーオキサイドディスムターゼという酵素（代謝酵素）。この活性酸素は就寝中も発生するので、ビタミンCが含まれている生のフルーツ、キュウリやダイコンなどをおろしたものを朝食に食べる。

②ヒドロキシルラジカル
【特徴】超強暴。ガンやさまざまな生活習慣病の元凶。

【対抗できる抗酸化物質】体内にはない。例外的に水素（イオン）が、外へ逃げていかないサプリメントのみ。

③過酸化水素
【特徴】毒素が強力。透過性も強く細胞膜をすり抜ける。鉄や銅イオンと結合して一重項酸素に変化し悪さをする。

【対抗できる抗酸化物質】グルタチオンペルオキシダーゼという代謝酵素、カタラーゼ（代謝酵素）、ビタミンC、ミネラル。

④一重項酸素
【特徴】強暴。天ぷら油が酸化したときの数千倍の酸化度。

【対抗できる抗酸化物質】マルチカロテン、ビタミンE、ビタミンC、ビタミンB、微量ミネラル、カタラーゼ、グルタチオンペルオキシダーゼ。

ガンはヒドロキシルラジカルによる酸化が原因ですが、スーパーオキシドラジカルが過酸化水素になり、これがヒドロキシルラジカルに変化するので、この二つをなくすような生活をすることが大切となります。

ガンになったなら細胞をイオン化し、かつ細胞膜を何らかの方法で水素イオンが逃げていかないようにして、さらにpHを酸性にした物質を体内に補給すれば効果的です。そういった条件の水素サプリメントを私のクリニックでは使用しています。

第4章

今こそ医者が学ぶべき「食べ物とガン」の深すぎる関係

(1) 日本の臨床医が無視する「真犯人」

●元をたどれば「食べ物」と「生活習慣」

ガンの直接原因は細胞核のDNAを破壊する「活性酸素（酸化）」と「糖化物質（AGE）」でした（一〇一ページ参照）。「活性酸素」が発生する原因は、極細の真毛細血管に入れない形になってしまったルローやアキャンソサイトという赤血球の変質でした。これが間接的な原因です。

「糖化物質（AGE）」はそのまま細胞に侵入し「核」にまで入って、ガンを発生させる直接的な原因物質になります。

ではルローやアキャンソサイトを作り出す根本の原因は何でしょう。すでに本書で述べてきているように、元凶は動物性タンパク質、乳脂食品、砂糖菓子、そしてタバコです。

こうしてガンの原因をたどっていくと、結局、「食べ物」と「生活習慣」に行き着きます。

ですから、ガンの予防法とは、ガンになってしまうような「食べ物」を避け、ガンになってしまうような「毎日の生活習慣（ライフスタイル）」を改めることに尽きるのです。

「ガンになりやすい食生活」と「ガンになりやすいライフスタイル」とは、次のとおりです。

【ガンになりやすい食生活】

- 動物性食品（肉、加工肉、魚、鶏卵）の食べすぎ。
- 乳脂食品（牛乳、チーズ、ヨーグルト）の過飲過食。
- 甘い食べ物（和菓子、洋菓子、スナック菓子、製氷菓子、チョコレートほか、白砂糖、グラニュー糖、甘い飲料、メープルシロップほか）。
- 悪い油脂（トランス型脂肪酸、酸化油脂、リノール酸油の入った食品の過食）。
- 糖化食の過剰摂取。
- 加熱オンリー食。
- 過食。
- 酵素阻害剤の過食（特に生の種、重金属、薬など）。

【ガンになりやすいライフスタイル＋環境】

・ヘビースモーカー（喫煙）。
・夜食の習慣。
・食べてすぐ眠る習慣。
・朝食の食べすぎ。
・間食の砂糖菓子と間食の習慣。
・運動不足とハードすぎる運動の習慣。
・日光に当たらない生活。
・昼夜逆転の生活。
・電磁波の中での生活。
・超ストレスを抱えた生活。

イギリスのリチャード・ドール博士らの報告やハーバード大学の報告でも、病気の原因は、食事内容の悪さと量、タバコ、ライフスタイルの悪さ、電磁波、そのほか——となっています。

一九八一年、ドール博士らはガンの原因の三五％が食事、タバコ（喫煙）が三〇％、あとはさまざまな原因として発表しました（九八ページ参照）。

一九九三年、コーネル大学教授のT・コリン・キャンベル博士は一〇年にも及ぶ中国での壮大な疫学調査やネズミを使った実験の結果を発表しました。このことをまとめた本が『The China Study』で、日本でも邦訳版が『チャイナ・スタディー～葬られた「第二のマクガバン報告」合本版』（松田麻美子訳、グスコー出版刊）として刊行され、話題を呼びました。

『チャイナ・スタディー』の中で、キャンベル博士は、「史上最悪の発ガン物質は動物性タンパク質だった」と述べています。もちろん、こう断言するからには根拠があります。

●史上最大の疫学調査「チャイナ・プロジェクト」

キャンベル博士は、動物性タンパク質の過剰摂取がガンを発生させたり心臓病などの病気を引き起こしたり、どれだけ体に悪い作用をしているかを、疫学調査やマウス（ネズミ）を使った数々の実験を行なうことで、動物性タンパク質の驚くべき毒性を見つけたのでした。

「チャイナ・プロジェクト」と呼ばれるこの疫学調査は、一九八三年頃開始され一九九四年頃終了します（実質七年）。キャンベル博士が中心となり、コーネル大学とオックスフォード大学、中国予防医学研究所、中国衛生部などによる合同調査でしたが、その規模の大きさから史上最大の疫学調査と言われました。

この調査の発表後、『ニューヨーク・タイムズ』紙は「疫学調査のグランプリ」と称え、ハーバード大学の栄養学の名誉教授マーク・ヘグステッド教授も「これまで試みられた食事と進行性の疾病の関係を探る研究の中で、最も包括的な研究だ」と述べました。これほど称賛された「チャイナ・プロジェクト」とは、具体的にはどのような内容だったのか。

このプロジェクトの統計分析を担当したのは、世界的統計学者であるリチャード・ピート氏（オックスフォード大学教授）でした。彼の統計分析による結論のひとつは、「脂肪や動物性食品の消費が最も少ない人々は、いくつかの慢性的疾病や急性病の発生率が著しく低い」としたことでした。

また「一九九〇年頃まで米国人の男性は、田舎に住む中国人男性と比較して心臓麻痺（心筋梗塞など）で死ぬ率が一七倍も多かった」ことを明らかにしています。

驚嘆すべき結論でしたが、その理由として、キャンベル博士は動物性タンパク質の摂取量の多さと摂取比率の高さに答えを見出《みいだ》しました。

すなわち、「米国人男性のタンパク質摂取量は彼らが一日に食べる量（総カロリー）の一八～二〇％と大変に多く、かつ動物性タンパク質摂取量がそのうちの八〇％以上も占めていた」のです。

一方、「中国人男性のタンパク質摂取量はせいぜい一〇％前後と少なく、しかもそのうちの九〇％は植物性タンパク質（大豆タンパク質が主）」でした。この調査によって動物性タンパク質が心臓にどれほど悪いかが明らかになったのです。

●マウスの実験が教えてくれたこと

一方で、キャンベル博士らはネズミ（マウス）を用いて実験を行ないました。このマウスの実験も実に画期的なものでした。

牛乳やチーズなどに含まれるタンパク質で、牛乳の場合、乳タンパクの約八割を占める「カゼイン」をマウスのエサに入れた実験結果には、ただただ驚きを通り越して「すさまじい」と表現するほかありません。

すなわち「二〇％だけカゼインを入れたエサをマウスに食べさせたら、一〇〇％肝臓ガンになった」というのです。一〇〇％です。

キャンベル博士とその弟子たちはあまりに驚き、「とうてい信じられない」と異口同音に繰り返したそうですが、私なら「嘘だろう」と叫んだに違いありません。

ただし、カゼインを五％入れたエサを食べたマウスはほとんど何ともなく、一二％まではガンは微増で、一二％を超えた途端にガンは急増したのです。どうもカゼインの毒性は量もさることながら、摂る割合が高くなるほど増していくようです。

こういった実験例はいくつもありますが、元凶はカゼインにあり、カゼインが含まれている牛乳・チーズ・ヨーグルトは摂りすぎるときわめて危険、という結論が導かれたのです。

特にホルモン依存性ガン（乳ガン、子宮ガン、膀胱ガン、前立腺ガン、卵巣ガン、肺腺ガン、大腸ガン、腎ガン、精巣ガン、甲状腺ガンなど）になる確率は、カゼインの過剰摂取によって急増するでしょう。

●タンパク質の体内貯蔵量はごくわずか

人間の体は水分を除くとタンパク質が四三％、脂質が四五％、炭水化物が一％、ミネラルとビタミン一一％で構成されています。

体の四三％も占めるのだから肉を多く食べるべきだ、と主張する人がいますが、とんでもない間違いです。タンパク質は必要な物質ですが、人間の体は余分に摂ると病気になるようにできているのです。

人間の体にはタンパク質を貯蔵する場がほとんどなく、わずかに「アミノ酸プール」が存在し、ほんの少し貯めておける程度です。それゆえ、タンパク質の過剰摂取は有害な窒素残留物（アミン類）を作り出し、それが体内をめぐり、さまざまな弊害を生むことになるのです。

アミノ酸プールとして貯蔵しておけるアミノ酸の量は、体重一キログラムにつき約〇・五グラム程度しかなく、脂質や糖質と比して極端に少ないとされます（体内のグリコーゲン貯蔵量は三〇〇グラム前後で、体脂肪に変わって貯蔵されますが、体脂肪量は約一〇キログラム、タンパク質は体重六〇キログラムなら三グラムしか貯蔵できません）。

人間はタンパク質を摂取して筋肉などを作るのではなく、野菜や穀物、イモ、豆、海藻、茸《きのこ》、フルーツなどを食べて、タンパク質を合成できるように作られていたのです。

（2） 想像を超える「動物性食品の弊害」

●チッテンデンの研究とフォイトの発表

米国エール大学のラッセル・チッテンデン博士は、一〇〇年以上前の一九〇一年に「タンパク質の弊害」について概ね見つけていて、次のような研究発表をしていますが、チッテンデン博士のこの業績はもっと称賛されてもよいのではないかと思います。

博士は「タンパク質は一日当たり三六グラムくらいの摂取で十分であり、この程度の量で健康を間違いなく維持できる」と発表しました。それは、一八八〇年頃にミュンヘン大学のカール・フォン・フォイト教授が「一日当たり一一八グラム（ステーキなら五〇〇グラム以上）摂りなさい」と主張していたこととは正反対の結論でした。

肉食礼賛《らいさん》のフォイト教授は当初、「一日当たり一〇五グラム」と主張していましたが、だいぶ経ってから「一日当たり一一八グラム」まで増やしました。しかし彼自身は四八グラムしか摂っていませんでした。その理由は、四八グラムで十分なことをわかっていたからです。

しかも植物性タンパク質のほうが体に良いことも知っていたようです。環境評論家の船瀬俊介氏は「おそらくフォイトは食肉業界と癒着していたはずだ」と述べています。

フォイトの弟子で米国ウェスリヤン大学のアトウォーター教授はアメリカに帰ってからタンパク質（特に肉）は「一日に一二五グラム摂ること。ステーキなら五五〇グラム摂ること」と言いました。その後、アトウォーター教授はアメリカ農務省長官に就任、アメリカは「肉漬け国家」へと邁進《まいしん》していきます。

このフォイトとチッテンデンの勝負は、のちのちチッテンデンのほうが正しいと判明します。しかし、当時は食肉業界の後押しもあってか、フォイト派の勝利となりました。

結果として、その後肉食が欧米で根付くようになりましたが、この食習慣が病気の元凶になっていくことには誰も気付きませんでした。

信じられないかもしれませんが、一九世紀（一八〇一～一九〇〇年）のアメリカ人の死因には心臓病、ガン、脳血管疾患がほとんど見られず、主な死因は急性疾患（腸チフス、結核、急性肺炎ほか）と事故死でした。

その理由は、当時のアメリカ人には肉食者が少なかったからです。フォイトの野心と虚栄心が二〇世紀以降の肉食文化を生んだと言われていますが、フォイトの罪は非常に重いものだと思います。

チッテンデン博士は次のような結論も導いています。

・タンパク質は組織に蓄積できない。
・体は余分なタンパク質を処理するためにエネルギーを消費する。
・余分なタンパク質は大腸内で発酵しながら腐敗毒を出す。
・タンパク質はエネルギー源として必要なものではない。エネルギー量が多く老廃物が少ないということでは、炭水化物と脂質のほうがはるかに優れている。
・植物性タンパク質と動物性タンパク質は適正な比率で摂らねばならない（その後、植物性タンパク質だけ摂取したほうが健康に良いことが判明）。

●動物性タンパク質の何が悪いのか

動物性タンパク質とは肉、魚、鶏卵、魚卵、加工肉（ハム、ウインナー、ソーセージ、ベーコン、サラミ）、牛乳、チーズ、ヨーグルトといった食品に含まれています。

こういった動物性タンパク質には食物繊維が含まれていません。魚ですら食物繊維はゼロです。またアミノ基（ＮＨ２）が必ず含まれています。植物性食品に含まれるファイトケミカルはゼロ、ビタミンやミネラルは微量、と偏っています。

タンパク質の量だけは多く三〇％前後含まれています。酵素は動物性の場合は生肉や生魚のみに存在しますが、一般的に肉や魚は加熱するので酵素の量もゼロになることが多いでしょう。

では、こうした食物が腸に入るとどうなるでしょうか。

まず食物繊維がないため、消化に非常に時間がかかります。その消化作業中にこのアミノ基をめがけて腐敗菌が出現し、腸内は腐敗菌で占められます。

この腐敗菌は「脱炭酸」反応を起こして、腸内に各種アンモニアや硫化水素を出現させます。時に毒性アミン（カダベリンやプトレシン）も出現させていきます。

このアミン類や硫化水素が腸や胃をはじめ臓器すべてに炎症を感染させていきます。さらに少なからず吸収して肝臓毒になったうえ、窒素残留物（アミン類）として血中にまで侵入、赤血球をルローとアキャンソサイト状態（一一八ページ参照）にするから恐ろしいのです。

血液内はこのアミン類のため、これら以外にも「バクテリアの繭《まゆ》」を作り、いわゆるドロドロ状態になっていきます。菌血症も起こし、さらに血中にも細胞内にも活性酸素を蔓《まん》延《えん》させていくのです。

その結果、ありとあらゆる症状に見舞われ、病気に至ります。ガンもそのひとつです。
こうした病気への流れがあるため、動物性タンパク質の過剰摂取は怖いのです。

●植物食を続けてきた人の肉食習慣リスク

肉食の害についてはすでに多くの人に知られ始めています。

・発ガン率が上がる。
・動脈硬化になりやすい。
・心筋梗塞などの心臓病になりやすい。
・脳卒中になりやすい。
・高血圧になりやすい。
・糖尿病になりやすい。
・便秘になりやすい。
・肌荒れしやすい。
・老化が早まる。
・アレルギーが起こる。

・目、耳、鼻の病気となる。

これ以外にも「肉のマイナス面」の研究結果はたくさん出ています。なぜ肉食はこんなにも我々の健康に不適切なのでしょう。その答えはいろいろありますが、私は「人類としての食性から外れている」からだと考えています。

人間は雑食動物とされてきて、圧倒的多数の人は「動物性食品と植物性食品をバランス良く摂りましょう」という医者や栄養学者の言葉を何の疑いもなく信じ、実践し続けています。これがそもそもの間違いだ、と私は思っています。

元来、人間の体は動物食には向いていない、と考えるほうが得心がいきます。

生物学的視点から人の食性を研究した元宮崎大学教授の島田彰夫氏は、人の生理を研究し、人間は肉食動物でなく「植物食の動物である」と結論づけました。その根拠を次のように述べています（島田彰夫著『動物としてのヒトを見つめる』農山漁村文化協会刊より抜粋）。

・形態面

爪を観察してみると、人間の爪は平爪、肉食動物はかぎ爪で、人間の爪は動物を捕獲するようにはできていない。歯も肉食動物は切歯《せっし》から臼歯《きゅうし》に至るまで全部尖《とが》った歯をしているが、人の歯は犬歯《けんし》も含めて、大体似たり寄ったりの長さで生えている。肉を食べたり噛みちぎったりするには、あまりにも頼りない形態からも肉食には向いていないことがわかる。

・機能面

歯を機能面で捉えると、肉食動物はものを食いちぎって飲み込むだけなのに対し、人は歯で咀嚼《そしゃく》する。人にとって咀嚼は食べるうえで重要な要素だが、牛や馬などのよく噛む動物の歯とも違う。特に臼歯を比べてみると、人の臼歯は豆類や穀類など粒状のものをよく噛めるような形になっているのに対し、馬や牛の臼歯は横に溝が二〜三本入っているだけで、草など繊維の長いものをすり潰すのに都合良くできている。

・唾液アミラーゼ活性

人の食性で最も特徴的なのは、唾液に含まれているデンプンを消化する酵素「アミラーゼ」の活性度が高いということだ。

唾液アミラーゼ活性が高いのは、人、ブタ、ネズミなど限られた動物で、肉食動物には存在せず、植物食の動物でも牛になると非常に低く、馬は分泌されない。唾液アミラーゼ

（図5）国別の肉摂取量と「結腸ガン」発生率

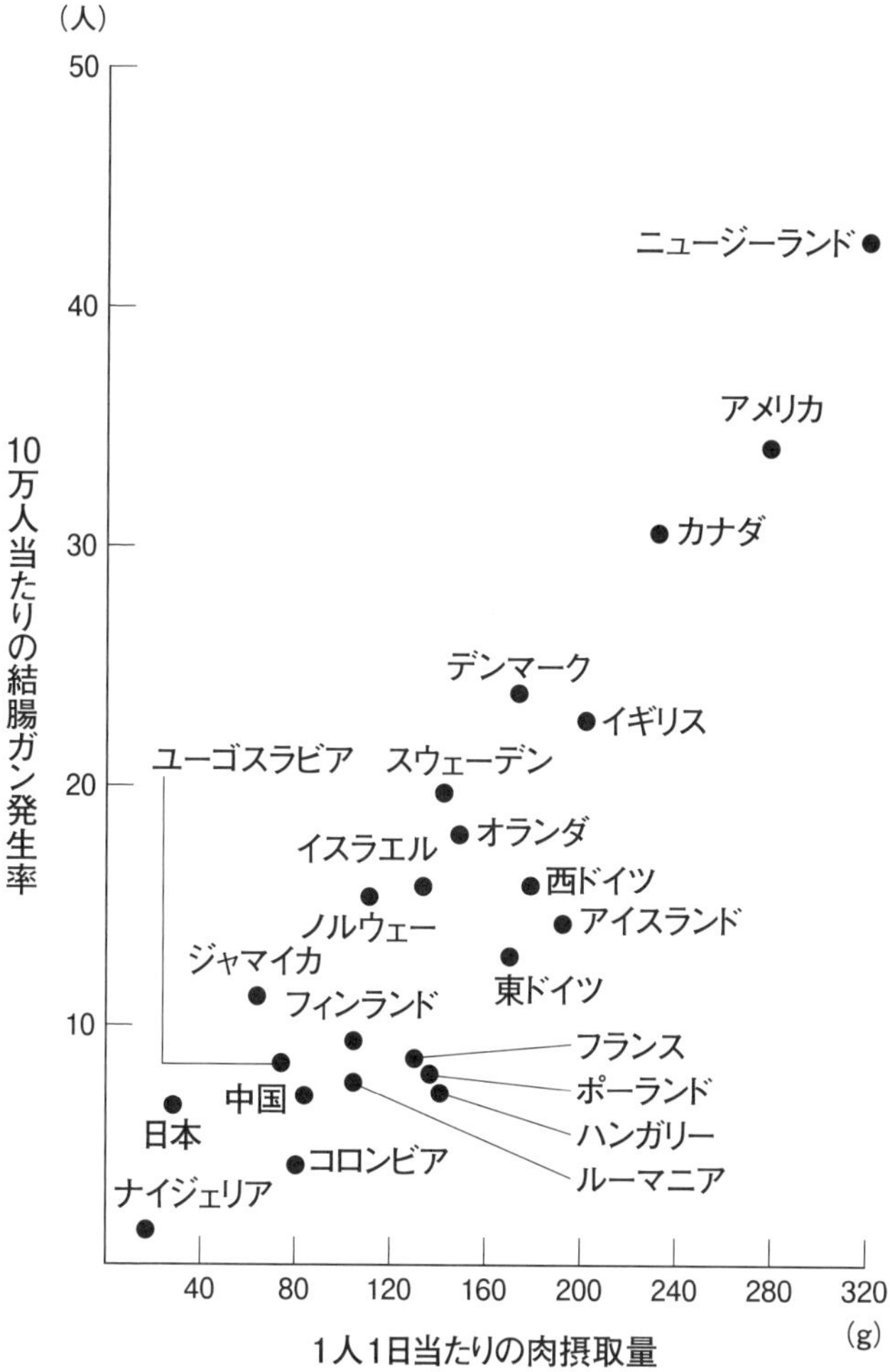

※肉を食べる国ほど結腸ガンが増える。

（出典）「Cummings & Bingham, 1987」

活性が高いという特徴は、人にとってデンプン食が非常に重要であることを示している。さらに、人のアミラーゼは膵臓からも分泌され、デンプンを二段構えで分解する機能を持っていることからも、人においてデンプンがいかに重要であるかがわかる。

島田氏はこのように述べていますが、酵素栄養学的にも十分納得できる説明だと思います。人間には植物食（ヴィーガン食）が合うのです。

図5（一六一ページ参照）の発表は一九八七年の調査によるものですが、「結腸ガン」に限ったことではなく、肉食はありとあらゆるガン、心臓病、脳血管疾患の元凶といって間違いないでしょう。ただし、少量食べる分にはさほど問題ない、と考えています。

●リーキ・ガット症候群（腸管壁浸漏症候群）を知る

T・コリン・キャンベル博士がネズミの実験で、牛乳にあるタンパク質カゼインを二〇％入れたエサで育てたネズミは一〇〇％肝臓ガンになったと前述しました。

では牛乳やチーズに含まれるカゼインの何が悪いのでしょうか。

「ナチュラル・ハイジーン」を日本に広めた松田麻美子氏に言わせると「牛乳のカゼイ

ン・タンパク質はニカワ様物質」だそうです。ニカワとは粘着力の非常に強い物質で、建築関係の仕事をやっている現場では、接着剤に使われるようなものです。

接着剤とは言ってみれば「濃い糊」、あるいは「薄いボンド」のようなものかもしれません。人間がこんなものを飲んだら大変です。胃炎のみならず「小腸炎」を起こし、「リーキ・ガット症候群（腸管壁浸漏症候群）」がまず起こるからです。

二〇〇〇年以降、免疫細胞の七〇～八〇％は小腸にあるということが定説化しています。全身のリンパ球の七〇～八〇％が小腸に走っていることからそう言われるようになったのですが、それ以来、小腸、特に回腸の腸管免疫のことを「免疫の新世界」、または「免疫の新大陸」と呼ぶようになりました。

同じ頃、アレルギーは腸のバリアーの破壊が原因と言われるようになりました。バリアーの破壊とは小腸絨毛《じゅうもう》部の強い炎症によって起こります。小腸絨毛部が何らかの原因で炎症を起こした結果、栄養を吸収する部分に穴が開いた状態となり、通常は吸収されない大分子のタンパク質まで吸収されて起こるのがアレルギー反応です。

小腸の腸管壁が開いて起こる症候群のため「腸管壁浸漏症候群（リーキ・ガット症候群 Leaky Gut Syndrome）」と呼ばれるようになりました。このリーキ・ガット症候群こそがアレルギー（喘息《ぜんそく》やアトピー）の大きな原因と考えられるようになったため、世界の注目を集めました。

二〇〇七年四月一九～二二日、ハンガリーの首都ブダペストで行なわれた「肥満栄養学会」では、アトピーや喘息のみならず、糖尿病、クローン病、神経性疾患、心臓病、脳卒中、肥満、妊娠中の障害など、多くの病気がリーキ・ガット症候群によって起こると指摘されました。

一般的には通過しないようなサイズの大きな分子が腸を通過し異物が体中を回るということは、異物が血液中を流れることなので、体にとっては異常事態です。そこで起こるのが抗原抗体反応でした。その抗原抗体反応は、大きな分子（異物）の二回目の侵入で起こります。これがアレルゲンとなってあらゆるアレルギーの病気が起こるのです。

●牛乳がもたらした病気

日本の歴史上、昭和四〇年以降になって初めて出現した病気が「アトピー性皮膚炎」であり「クローン病」です。また同時期から急増した病気は「喘息」であり「花粉症」です。アトピーは「戦前の日本には一人もいなかった病気だ」などと言うと、ほとんどの人が信じられないという顔をしますが、事実です。

これらのアレルギー疾患は、なぜ戦後になって初めて出現したり、急増したりしたのでしょう。その理由は明白です。日本では戦前まで飲むことのなかった牛乳を、給食をはじめとして驚くほど飲み出したからです（日本人は過去に牛乳を飲んだことのない民族）。

牛乳に含まれるカゼインのような「ニカワ様物質」は小腸炎を起こし小腸の絨毛を炎症に導き、その芽を開いてアレルゲン物質を侵入させます。そのことにより抗原抗体反応が起こり、さまざまなアレルギーを出現させたのです。

アレルギーだけではありません。牛乳はあらゆる病気の根本的大原因のひとつと言っても過言ではありません。しかもカゼインの毒性は、ほかの動物性タンパク質よりさらに上をいくほどのものとされています。

牛乳が原因の病気としては、次のようなものが知られています。

・アレルギー（喘息、アトピー、クローン病、花粉症など）。
・ホルモン依存性ガン。
・多発性硬化症。
・膠原病《こうげん》（リウマチ、全身性エリテマトーデス〈SLE〉、全身性硬化症〈PSS〉、シェーグレン症候群など）。
・耳鼻咽頭疾患（鼻詰まり、慢性副鼻腔炎＝蓄膿症）。
・白内障、緑内障、網膜症。

●これだける牛乳の弊害報告

牛乳を飲むといろいろな病気が起こりますが、それは次のような欧米の統計やデータの報告から明らかです。

・アメリカ、スウェーデン、デンマーク、オランダ、フィンランドといった牛乳を多く飲む国民は、骨粗鬆症《こつそしょうしょう》がきわめて多い。牛乳を飲むと骨はどんどんボロボロになる。また、腎石が増加する。
・アメリカのジョージ・E・バークリー博士はその著書『がんを予防する』（紀伊国屋書店刊）の中で、牛乳がガンの発生に関係があると断定。
・病院で行なわれた五〇〇〇人の女性を対象にした調査研究の結果、牛乳哺育が子供の将来の発ガン頻度を高めるだけでなく、母親の発ガン頻度も高める可能性があることが判明。
・フランスのA・ヴオザーン博士は『Sol Herbe Cancer』（邦訳『土と植物と癌』東京書

院刊）という著書の中で牛乳は発ガン食品と指摘している専門家の一人だ。ヴォザーン博士は、牛乳のミネラルを問題視。

・牛乳には亜鉛が不足しており、牛乳多飲者は亜鉛欠乏になりやすい。その結果、さまざまなガンに結びつく。

・ミシガン大学のバーナード・アグラノフ博士らは、多発性硬化症で死亡した約二万六〇〇〇人のアメリカ人を調べた結果、牛乳の消費量が最も密接な関係があったと報告。

・テキサス州にあるベイラー医科大学の研究グループは牛乳を飲めば飲むほど、筋萎縮性側索硬化症が増えたと報告。

・アラバマ州の小児科医ダン・バーゲット博士によれば、牛乳飲用の習慣と未成年者のリウマチ性関節炎の間に密接な関係があると発言。

・ワシントン州のアレクサンダー・シャウス博士らのグループの研究によると、牛乳を多飲する習慣の中でも、反社会的行動をとる青少年は一般の青少年と比較した場合一〇倍も多く牛乳を飲んでいたことがわかった。そして犯罪を起こす青少年は野菜やフルーツをあまり摂っていなかった。

・世界保健機関（WHO）で「母乳が最適」と決議。

一九七四年にスイスのジュネーブで開催された世界会議においてＷＨＯは「乳児のバランスのとれた発育には、母乳哺育が最適かつ最高の成果をもたらす方法であることを改めて確認した」と決議した。ＷＨＯが決議した背景には開発途上国における乳幼児死亡率の驚くべき上昇があった。

・死亡率。

乳幼児がかかる病気について栄養学的に見た場合、母乳哺育の子供と比べて、人工栄養（牛乳）のみの子供の死亡率は高く、母乳と人工栄養の併用の混合栄養哺育の場合はその中間の数字になっている。「母乳」を一とした場合の「混合栄養」と「人工栄養」の死亡率を比較してみると「一対一・八対四・一」になり、母乳哺育のほうが人工栄養に比して死亡率が低い。

人工栄養には必要な免疫物質が入っておらず、死亡率が高い。一方、母乳には免疫グロブリンほかの免疫物質や酵素やＤＨＡ（ドコサヘキサエン酸）といった必要物質が非常に多い。

●牛乳が日本に根付いた理由

戦前までの日本の食文化には、牛の体液（乳汁）を飲むという習慣はありませんでした。

日本でも農耕・運搬用に牛は飼われていました。その乳を仔牛から奪ったり、解体して食べたりはしなかったのです。例外はありますが、これはアジア・アフリカに共通していることです。牛乳を飲むのは西洋人だけでした（この場合の西洋は皮膚の色が薄い人でコーカソイドを指します）。

日本人が牛乳を飲むようになったのは戦後からです。長い歴史のある日本ですが、牛乳を飲む習慣が一度も根付いていなかったことは驚きです。牛乳は第二次世界大戦後、アメリカに押し付けられるようにして入って来ました。その牛乳は最初は脱脂粉乳でした。アメリカは大量に捨てていた脱脂粉乳を敗戦国日本に押し付けるようにして輸入させたのです。

昭和二九年（一九五四年）に学校給食法ができ、給食には必ずつけられるようになってから乳飲の頻度が加速しました。それ以来、文部省（現・文部科学省）は現在に至るまで学童・生徒に牛乳飲用を強制してきたのです。

古今東西、特定の食品を国民に強制した国家は牛乳を強要した日本以外になく、給食に採用している国は日本とアメリカ以外にはありません。

日本国政府は日本の子供に「パンとミルク」を強制して日本の食文化と伝統を破壊しました。厚生省（現・厚生労働省）も妊婦に「牛乳を飲まないと丈夫な子供が生まれない」

と指導し、老人には「牛乳を飲まないと骨粗鬆症になる」と言って、牛乳を強要しました。日本の国民に足りない栄養素はカルシウムということを印象づけ、国民もまたそれを信じたのです。

このような国策によって一九六〇年以降、日本の牛乳や乳脂製品の消費量は急増していきました。その結果がアトピー性皮膚炎やクローン病などの出現であり、あらゆる病気の蔓延となったのです。このアトピー性皮膚炎は有史以来、一度も存在しなかった病気でした。

(3) 健康の味方?「カゼイン」の正体

●牛乳は飲めば飲むほど骨折する

かつては、「骨粗鬆症には牛乳を」という宣伝・広告をやたらと見聞きしましたが、二〇〇三年頃からこういった宣伝や広告が消滅したことに、みなさんはお気付きでしょうか。

本当に全くなくなったのです。牛乳を飲むとかえって骨粗鬆症になることが判明し、さすがにやめざるを得なくなったのです。

アメリカでは長らく続いていた「骨粗鬆症には牛乳を！」といった牛乳のPR活動を一九九〇年代から自主規制して、やらなくなりました。それまでのアメリカの牛乳業者は「牛乳を飲めば、あの有名なスポーツ選手のようなたくましく大きな強い体になれる」などと書かれた本や塗り絵を、幼稚園や小学校低学年の教材として無料配付していました。しかし一九八〇年以降、「牛乳と病気の因果関係」が明らかになり、学者たちは牛乳批判を開始しました。

アメリカでは牛乳の調査は驚くほど進んでいて、一九九〇年代に入ってから「牛乳は体に悪い」とまで言われるようになりました。米国内の牛乳業者は徐々にこうした動きに抗しきれなくなり、現在も牛乳離れが進行している状況です。

栄養に関する近年の論文の中で「牛乳は体に良い」などと言っている人は皆、業界の息のかかった人か何も知らない人ばかりで、一九九五年の米国内の一人当たりの牛乳摂取量は一九七〇年と比して四六％も減少、二〇一〇年には六五％も減少したそうです。

また、アメリカでは乳牛業界と政府の癒着が判明して問題になりました。牛肉業界や乳牛業界に深いつながりのある人々が米国農務省の「食生活指針作成委員」に任命されていたことも発覚、食事指導の基本となる「フードピラミッド」に必須食品として牛乳が含まれていたことが調べられ、業者と深い関係にある委員たちが「フードピラミッド」の食品の取捨を操作して牛乳を入れていたことがわかったのです。

こうした存在に米国の「ＰＣＲＭ（責任ある医療を推進する医師会）」が訴訟を起こし、二〇〇〇年九月に勝訴しました。

二〇一六年になると、アメリカ国内の豆乳の売り上げが急上昇、年間一〇億ドルも売れるようになりました。一九九〇年の一人当たりの大豆消費量はスウェーデンとともに世界で最も少なかったのですから、牛乳神話が崩壊した証拠でしょう。アメリカ人は「牛乳は健康食」という考えを捨てて、豆乳に切り替えたのです。

●乳製品業界が推奨する「カゼイン・プロテイン」とは

牛乳に含まれるカゼイン（乳タンパク）によって腸でアンモニアが産生されます。そのアンモニアは体内に吸収され、尿素として排出される過程で酸が作られます。酸は強酸性なので中和しないと大変なことになります。

そこで体は、体内で最もアルカリ性が強いカルシウムを大量に骨から出し、中和しようとします。牛乳のカルシウムが人体に吸収されたとしても、骨から出るカルシウム量のほうが多く、カルシウム不足になって骨粗鬆症へと至るのです。

バーゼル大学（スイス）のグスタフ・フォン・ブンゲ博士は「動物性タンパク質を過剰に摂取すると骨粗鬆症になる」と、次のように述べています。

「動物性タンパク質を多く食べたとき、メチオニンやシステインといった含硫アミノ酸のチオール基が硫酸に代謝されるが、そのとき血中は酸性になる。血液のｐＨが酸性化すると大変なことになる（死を招くこともある）ので、生体は恒常性（ホメオスタシス）を保つ第一の方策として強アルカリ性のカルシウムを骨から出して危険を脱する。そのときに骨から出るカルシウムは吸収するカルシウムよりはるかに多いため（注）、骨粗鬆症が進行する」

（注）尿となって出る量は入る量の一・二〜一・五倍ほどになるそうです。

つまり、「カルシウムの入ってくる量と出ていく量のバランスが悪い」のです。牛乳やチーズからカルシウムを摂取すると、出ていくカルシウム量のほうが多くなるということです。人間にとって恒常性を保つことほど大切なことはありません。真っ先に行なわれる体の恒常性は血液のｐＨを中性化することです。

牛乳には確かにカルシウムが豊富に含まれています。そのカルシウムもイオン化（水に溶ける）しており、骨になる質の良いカルシウムです。しかし、牛乳には同時に人間の骨の中にあるカルシウムを溶出させる物質も含まれています。

つまり、カルシウムは入ってくるが、それ以上に溶出されてしまうのです。したがって、牛乳を飲めば飲むほど骨粗鬆症がひどく進行してしまいます。カルシウムはほとんど骨に存在しているため、アミン類が血液中に入ると同時に骨からどっとカルシウムが溶け出して血液に流入します。

また、尿中に出ていくカルシウムも非常に多くなります。そのせいで尿路に結石ができやすくもなります。尿路結石とは「腎結石」「尿管結石」「尿道結石」「膀胱結石」といった尿路にできる結石のことです。

●発ガンにつながる「インスリン様成長因子1（IGF-1）」

インスリン様成長因子のことを「IGF（インスリン・グロース・ファクター）」と言います。これはインスリンと高度に類似したポリペプチドです。この因子には1と2があり、「IGF-2」は初期の発生に要求される1の成長因子と考えられていますが、「IG

F－1」はあとの段階で出現するホルモンです。「IGF－1」は成長ホルモン（GH）による刺激の結果、肝臓で分泌されます。

人体のほとんどの細胞は「IGF－1」の影響を受けます。「IGF－1」は乳汁中に存在し、特にウシ成長ホルモンを与えられた牛乳に顕著です。研究者はこの「IGF－1」とホルモン依存性ガンの出現に因果関係を見出しているのです。

「IGF－1（インスリン様成長因子1）」というホルモンは、発ガンと密接な関係があります。T・コリン・キャンベル博士のいう動物性タンパク質と発ガンの因果関係にこの「IGF－1」も強く関わっています。「IGF－1」と呼ばれるホルモンは胎児や子供の成長を促すのに重要な役割を担っています。牛乳を飲んだ子供の身長が高くなるのは、このホルモンが働くからです。

しかし大人になって、この「IGF－1」の存在する食物を多く摂ると、同化作用（体を作る作用）により、さまざまな障害が出てきます。「IGF－1」の生成は、生物価の高いタンパク質（成長を促すすべての必須アミノ酸を含むタンパク質）を摂ることによって促進されます。

そのタンパク質が動物性タンパク質なのです。肉、卵、牛乳、チーズ、ヨーグルト、ハム、ウインナー、ソーセージ、魚、煮干し、じゃこ、干物といった動物性食品にはどれにもこの「ＩＧＦ－１」が存在します。なかでも特に多く含まれているのが肉とチーズです。「ＩＧＦ－１」の生成は主に肝臓で行なわれます。成長ホルモンによって促され、脳の発達、筋肉と骨の成長や性の成熟において、重要な役割を果たします。「ＩＧＦ－１」のレベルは体が急速に成長し性の成熟が進む思春期に高くなります。

思春期までは「ＩＧＦ－１」の過剰摂取による悪影響はさほどありませんが、気をつけなくてはいけないのは、大人になり成長が止まった段階以降での「ＩＧＦ－１」の過剰摂取です。

問題となるのは、この「ＩＧＦ－１」の摂取（つまり動物性食品を食べること）が発ガンに深く関与しているからです。ガン発生率に大きく関わっているだけでなく、「ＩＧＦ－１」が体の中で多くなるにつれて体は危険な状態となっていきます。

なぜなら、「ＩＧＦ－１」はガンを発生させる力を高くし、心血管疾患死亡率とも密接な関係があるからです。それゆえ、すべての死亡率の根本原因のひとつとさえ言われるようになってきました。大人になってから動物性タンパク質を多く摂って大きくなろうとしたり、体を鍛えようとすると、必ず「ＩＧＦ－１」のレベルは上昇します。

健康を保つためにはこの「ＩＧＦ－１」の体内レベルをできるだけ低く保つことが最優先されます。「ＩＧＦ－１」は動物性タンパク質にはほとんど入っています。ヨーグルトにも多く含まれ、しかもそのレベルは高いのです。卵の白身も、低脂肪の鶏肉のササミも同様です。低脂肪だからといって、ササミを大量に摂取すれば「ＩＧＦ－１」の害が必ず押し寄せることになります。つまり、一般に「健康と長寿に良い」と言われている動物性タンパク質（牛乳、チーズ、ヨーグルトやササミなど）ですが、実は健康と長寿に貢献しているものではなかったのです。

動物性タンパク質の摂取があらゆる病気の根源のひとつとされる理由は、体内ホルモンバランスを大きく損なうからです。成長ホルモンが、「ＩＧＦ－１」によって大量に出るのです。

牛乳の多飲が乳ガンを七倍に増やし前立腺ガンを四倍に増やすのも、チーズの摂取過多が乳ガンを二一倍にも増やすのも、この「ＩＧＦ－１」の成長ホルモン様作用があるからです。その意味からも、乳ガン、子宮ガン、膀胱ガン、前立腺ガン、卵巣ガン、肺腺ガン、大腸ガン、腎ガン、精巣ガン、甲状腺ガンなどとも密接な関係があります。

ガン患者にとって治療への最優先事項は、まずこの動物性タンパク質摂取を、最短でも三〜四か月は完全にストップし、カゼインを体内に入れないことです。牛乳、チーズ、ヨーグルトは一生いらない食べ物とさえ言えます。

（４）乳製品をやめればわかること

●大豆タンパク質の「IGF-1」はどうなのか

大豆は全体の三〇％がタンパク質であり、「畑の肉」と言われています。動物性タンパク質に最も近いタンパク質の量とアミノ酸組成を持っているのが大豆です。では、大豆に含まれる「ＩＧＦ－１」に発ガン性はないのでしょうか。

ヴィーガン女性の摂取量を分析した研究があります。食事療法をとり入れたことで知られる世界的権威、ディーン・オーニッシュ博士による「前立腺ガン生活習慣調査」という研究です。

その結果、大豆とは別の動物性タンパク質の「ＩＧＦ－１」の数値は平均的なもので、これに対し、大豆タンパク質の「ＩＧＦ－１」は高い数値でした。しかし、それでも大豆に含まれるタンパク質が悪いとは言えない、というデータが出てきました。

確かに大豆タンパク質を多く摂ると「IGF－1」は上昇しますが、一方で「IGF－1」結合タンパク質（「IGF－1」と結合して体外に排出させるタンパク質）も増加するのです。

その結果、「IGF－1」はほとんど体内で悪く働きません。つまり、大豆タンパク質の摂取は「IGF－1」を増やすけれど排出も促すため、動物性タンパク質が及ぼすようなリスクは全くない、と結論づけられました。

しかし、大豆タンパク質のみを分離し、濃縮した形で摂ると「IGF－1」生成が促されてしまいます。分離した大豆タンパク質を使った食事は、大豆食品を食べた場合と比べ、「IGF－1」の上昇は大きいことがわかりました。つまり、おすすめは納豆、テンペ、といった大豆発酵食品や豆腐、豆乳、大豆ミートなどの大豆加工食品です。

反対に、大豆タンパク質だけをカプセルに詰めた「プロテイン」はおすすめできません。これは大豆タンパク質のみを分離したもののことが多く、この場合はブレーキ役の「IGF－1」結合のタンパク質はなくなっており、むしろガン化しやすいからです。

「IGF－1」はウシ成長ホルモンを投与された牛に特に多く含まれています。米国産牛乳の最大の問題点は、大腸菌に作らせたウシ成長ホルモンを使用していることです。「遺伝子組み換えウシ成長ホルモン」と言われているホルモン剤です。それを注射すると同じ量のエサでより多くのミルクが出るのです。そして激増する「ＩＧＦ－１」は最近の研究で「ガン」との関連を強く指摘されているのです。

最近では、乳ガンと前立腺ガンだけでなく、そのほかの「ホルモン依存性ガン」（子宮ガン、膀胱ガン、卵巣ガン、肺腺ガン、大腸ガン、腎ガン、精巣ガン、甲状腺ガンなど）や悪性リンパ腫、胃ガン、脳腫瘍、白血病などでも「ＩＧＦ－１」と関わりがあるのではないか、と言われ始めています。

日本では、牛乳は成長盛りの子供たちに奨励され、学校給食にもとり入れられていますが、思春期（七～一四歳）と幼児期（一～六歳）は内分泌攪乱《かくらん》作用を最も受けやすい時期でもあり、性の発達過程にある幼児期に与える「ホルモン入り牛乳」は、過剰な性発達のみならず大人になって前立腺ガンや乳ガン、その他のガンになる可能性を高めることになる、と言わざるを得ません。性発達の異常は性犯罪にもつながります。

●牛乳から豆乳への移行

一九九〇年当時、大豆食品の一人当たりの消費量が世界で最も少なかった国はスウェーデンとアメリカで、その時期に乳ガン患者の最も多かった国がアメリカでした。

圧倒的な量の肉食習慣に加え、野菜不足と大豆食品不足が原因だとされ、のちにそれが正しかったことが科学的に証明されています。

大豆タンパク質に含まれるイソフラボンはエストロゲンによく似ていて、大豆を食べるとエストロゲンの数値は上昇し乳ガンの原因になると、まことしやかに言われたものでしたが、実は原因どころか、乳ガン予防になることが判明しています。大豆に含まれるイソフラボンはエストロゲンの作用の四〇〇〇分の一しかなく、しかもエストロゲンの分泌量が上がっている人に大豆を与えると、体の中のエストロゲンは大きく低下することがわかってきたのです。その理由はイソフラボンが体に入るとエストロゲン受容体とくっつき、エストロゲンが働かなくなるからです。

こうしたことからアメリカでは大豆の消費量が急増し、二〇一六年には豆乳の売り上げがなんと一〇億ドル（一一〇〇億円）に跳ね上がりました。

牛乳が飲みたければ豆乳を、ヨーグルトが食べたければ豆乳ヨーグルトを食べる、という時代になってきたのです。

●プラント教授の乳ガン体験

ジェイン・プラント教授（一九四五年、イギリス生まれ）は世界的に著名な女性地質学者です。日頃から健康に気を配り、環境汚染物質などを遠ざけ食事も低脂肪食にしていました。にもかかわらず、四二歳の若さで乳ガンになってしまいました。こんなにも食事に気をつけていたのになぜガンになってしまったのか、教授は疑問を抱きつつも、まだ子供が小さかったので、死んでしまうわけにはいないと決意し、ガンと対峙《たいじ》します。

科学者の目で乳ガンの発生原因、対策、予防法を独自に研究し始めます。そして次の三つのことを結論づけたのです。

①牛乳・乳脂製品を多く摂取する国ほど乳ガンや前立腺ガンなどの「ホルモン依存性ガン」発生が多い。

②中国や日本に乳ガンが少ないのは、大豆を多食するから。

③中国人や日本人、特に中国人は牛乳・乳脂製品をほとんど摂らない。

プラント教授は乳脂製品と牛乳の愛飲者でした。食事に気をつけていたつもりなのに乳ガンになってしまったのは、牛乳を多飲しチーズを多食していたからだ、と自ら結論を下しました。

教授は最終的に牛乳や乳脂製品を断つだけでなく、それ以外の動物性食品も断ちました。その結果、再発を繰り返していた乳ガンを完全に克服したといいます。

その体験に基づいて書いた著書『Your Life in Your Hands（あなたの人生は自己管理次第、の意）』（二〇〇〇年）の中で、教授は牛乳や乳脂製品の害を告発しました。

女性が乳ガンになり、男性が前立腺ガンになるのは「人間が本来口にすべきでない牛乳・乳脂製品を飲みかつ食べるからである」と断じ、不幸にも乳ガンあるいは前立腺ガンになってしまった人には「牛乳・乳脂製品を完全に断つこと」をすすめました（注）。

（注）残念ながらプラント教授は、二〇一六年に七一歳で亡くなりました。

●『スポック博士の育児書』の影響

一九四六年（昭和二一年）にアメリカで出版された『The Common Sense Book of Baby and Child Care』（邦訳『スポック博士の育児書』暮しの手帖社刊）は爆発的な売れ行きを示し、全世界で延べ五〇〇〇万部売れたとも言われています。ベンジャミン・スポック博士（一九〇三～一九九八年）はアメリカの小児科医ですが、この本の中で強調されていたことは牛乳礼賛でした。

・牛乳は母乳より栄養がある。
・栄養のある牛乳は多飲してかまわない。大人なら一日七〇〇～八〇〇ミリリットル飲んでいい。
・赤ちゃんを育てるには早いうちに母乳をやめ牛乳に切り替えたほうがよい。
・三か月で断乳したほうがよい。
・抱き癖はつけないほうがよい。

今となってはすべて大嘘の内容でした。しかし本は売れに売れ、世界中の母親たちはこの考え方に従うことになります。その結果、アトピーやクローン病といった難病が世界中に蔓延することとなったのです。

日本では一九六五年頃に雑誌『暮しの手帖』に連載され、その後単行本となって刊行されました。この本が出た頃、私は高校二年生でしたが、ある人が本の内容に対して強く批判していたことを思い出します。「大変な本が出たんだな」という思いでしたが、日本人はこれ以降ますます牛乳依存・牛乳信仰を深めていくことになります（注）。
（注）『スポック博士の育児書』は、現在、暮しの手帖社のホームページに掲載されていませ
ん。

牛乳の普及とともにガンも急増していきました。特に乳ガン、子宮体ガン、子宮頸ガン、膀胱ガン、前立腺ガン、卵巣ガン、肺腺ガン、大腸ガンといった、いわゆる「ホルモン依存性」のガンの増加率はすさまじいものでした。

一九九八年、スポック博士は亡くなる直前に次のように言って永眠しました。

「私の書いたことはすべて間違いだった」

【乳ガンリスクの明白な要因】

・月経開始（初潮）の時期が早いこと。
・閉経の時期が遅いこと。
・血中女性ホルモン・レベルが高いこと。
・血中コレステロール値が高いこと。
・動物性タンパク質の摂取が多いこと。

・乳脂食品の摂取が多いこと。

【動物性食品と精製炭水化物食品によるリスク】

・月経開始を早める。
・閉経を遅らせる。
・血中女性ホルモン・レベルを高める。
・血中コレステロール値を高める。

「動物性食品と精製炭水化物食品の多い食事」が月経開始を早め、閉経を遅らせ、女性ホルモン・レベルやコレステロール値を高め、それが乳ガンのリスクを高めてしまっているので、予防や改善には動物性タンパク質の摂取を減らし、乳脂製品の摂取は中止することです。

●チーズも要注意

チーズには牛乳よりカゼイン・タンパク質が多く含まれているので、毒性はさらに増し

(図6) 牛乳摂取と多発性硬化症の関係

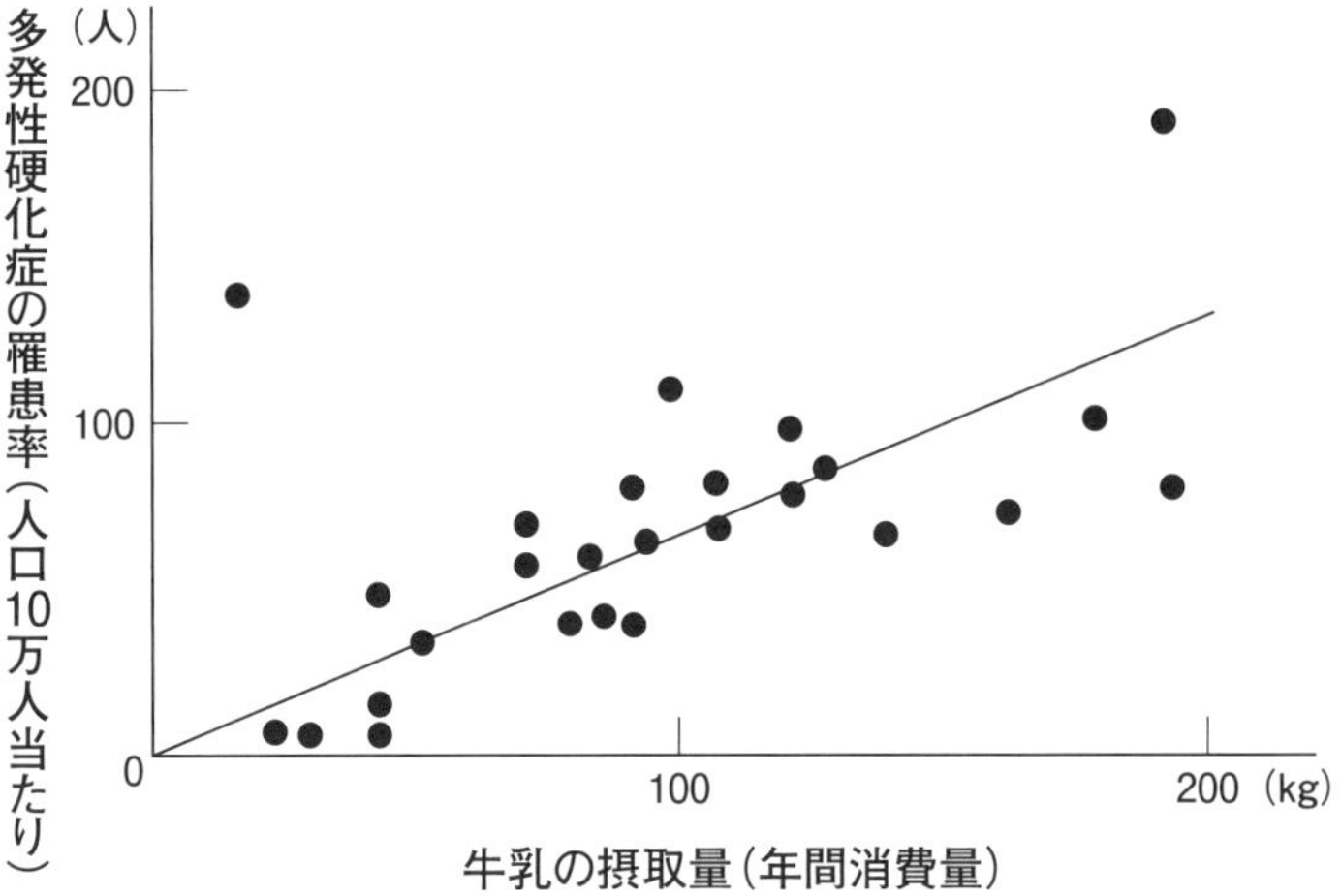

※24か国(26集団)の「牛乳摂取量と多発性硬化症の罹患率」との相関関係を示したもの。

(出典)『チャイナ・スタディー』(グスコー出版刊)より転載。

ます。そのチーズを焼くと糖化物質（ＡＧＥ）が加わります。そのためピザパイやフォンデュはチーズの毒性をさらに強めます。人体にとってピザパイやフォンデュはリスクの高い食べ物と言えるでしょう。

定評ある医学雑誌『ランセット』は一九九八年に、「牛乳を多く飲むと乳ガンになるリスクが七倍、前立腺ガンでは四倍」と発表しています。私自身の臨床経験から、チーズは牛乳以上に発ガン率の高い食品ではないか、と考えています。

「ヨーロッパは一万年以上前から牛乳、チーズを食しているので欧米人には問題なく、問題があるのはアジア人だ」と主張する人がいます。しかし、チーズを食する国ほど精巣ガンが多いことから、それも正論とは言えません。ちなみに卵巣ガンも同様であると思われます。

なお、子宮体ガンは明確にカゼインの害が指摘されています。牛乳を飲むと多発性硬化症になりやすいことを示したのが図6（一八七ページ参照）ですが、これもキャンベル博士らの調査から明らかになりました。

●鶏卵の毒性と発ガン性

本書の冒頭でもご紹介しましたが、二〇一七年九月末に米国ロサンゼルス近郊アナハイムで行なわれた代替医療のカンファレンス（会合）は本当に盛況でした。講師陣は二五人ほどで参加者は九〇〇人にも及びました。

九〇〇人の半数はＭＤ（医学博士）で、日本でいう医師たちが占めていました。残りの半数は、薬剤師、管理栄養士、カイロプラクター、鍼灸師《しんきゅうし》といったさまざまな代替医療家たちでした。

講義は朝早くから始まり夜まで続きます。数ある講義の中でアラン・カー博士（一九〇四～二〇〇四年）の「鶏卵に関する調査」は実に印象深いものでした。

アメリカでは「ベジタリアン」といっても、少しは鶏卵を食べるとか少しだけ魚を食べるとか、牛乳は飲むといった人が多いようです（少しだけ牛乳を飲むというベジタリアンをラクト・ベジタリアンと呼び、鶏卵を少し食べるベジタリアンをオボ・ベジタリアン、魚を食べるベジタリアンをペスコ・ベジタリアン、鶏肉を食べるベジタリアンをポゥヨゥ・ベジタリアンと称しています）。

動物性食品の中で鶏卵は別格とされ、ほとんど悪いところがないばかりか、「良質なアミノ酸の摂れる優良食」として扱われることが多かったようです。

ところが、カー博士は「同じ動物性なのに、鶏卵だけが良いはずがない」として実験を続けたところ、牛乳やチーズと同等の毒性が判明した、というのです。たとえ鶏卵であっても決して油断はできなかったのです。この研究のデータはまだ手元に届いていませんが、いずれ発表できると思っています。

一方、日本でも鶏卵の毒性についての研究が行なわれています。

滋賀医科大学では、一九九〇年から一四年間の長きにわたり、三〇歳以上の男女約一万人を対象に鶏卵摂取量と女性の死亡率、心筋梗塞による死亡率などの関係について追跡調査しました。


【一〇〇〇人当たりの年間死亡数で比較した結果】

- 一週間に一～二個の卵を食べた女性の死亡率　七・五人
- 一日二個以上の卵を食べた女性の死亡率　一四・八人
- 一日一個以上の卵を食べた人の心筋梗塞の死亡率　〇・四～〇・五人
- 一日二個以上の卵を食べた人の心筋梗塞の死亡率　一・一人

要は鶏卵の摂取量が多いほど、死亡者数は多かったということです。一日二個以上食べると、女性の死亡率は二倍になったのです。鶏卵の問題点はコレステロールの多い黄身よりも、オボムコイドというタンパク質を含む白身の部分にあるようです。

オボムコイドは牛乳のカゼインほどではないようですが、粘性の高い物質で、これが口から入ると消化管は炎症を起こすそうです。

オボムコイドは耐熱性が高く、焼いてもゆでても消えない物資なので問題となります。また、白身に含まれるオボムチンという成分が繊維状の構造をしているため、非常に強い粘性を持ちます。その結果、卵白を食べすぎると胃炎・腸炎につながり、小腸の炎症からさまざまなガン（特に乳ガン）につながっていくと考えられました。

滋賀医大の調査結果はこのオボムチンの害によるものだったのです。黄身にはオボムチンは入っていないので、もし食べるのなら黄身だけにすればいいでしょう。ただし、ガンの患者さんは鶏卵をやめておくべきだと思います。

（5）「甘い誘惑」に伴う多大なリスク

●白砂糖や菓子類・清涼飲料水が体に悪い理由

動物性タンパク質と乳脂製品と並ぶ最凶発ガン物質は、やはり白砂糖とそれを使用した菓子（和菓子、洋菓子、スナック菓子、製氷菓子、チョコレートなど）になるでしょう。砂糖の弊害については今まで多くの本で書いてきていますので、要点だけを記すにとどめます。

・体内で細胞や白癬菌《はくせんきん》（水虫）の直接のエサになること。
・その細菌感染を防ぐ目的で好中球（白血球）が増え、その好中球が毒素を活性させること。
・低分子のショ糖やブドウ糖の直接の摂取は血中でシュガークリスタルを形成し、菌血症のもとになること。
・腸で細菌感染を起こしてpH値を上昇させるため、腸内腐敗し免疫力を大きく落とすこと。
・同様の理由により腸での短鎖脂肪酸生成量が大きく減ること。
・十二指腸の中でも腐敗をするため膵酵素がよく出ず、酵素阻害剤になること。
・直接脳にも入り、脳内浮腫を起こし脳のアセチルコリンほかの化学伝達物質の働きをなくし、脳浮腫やメニエール病や脳疾患にもなること。

・血中のｐＨ値を下げることから、骨からカルシウムを出させる大因子となり骨粗鬆症となること。

・高血糖→低血糖→高血糖→低血糖を繰り返し、次の病気になること。

①糖尿病

②低血糖による症状（注意欠陥多動性障害＝イラつき、暴力、注意散漫ほか）

・必ず小腸で炎症を起こし、リーキ・ガット症候群となって次の病気を招くこと。

①アトピー性皮膚炎

②アレルギー性皮膚炎

③喘息

④クローン病

⑤蕁麻疹《じんましん》

⑥潰瘍性大腸炎

・砂糖菓子を食べることによって生じる活性酸素により、次のようなあらゆる病気になること。

①ガン

②しみ、しわ、皮膚炎

③あらゆる感染症と炎症

④心臓病

⑤老化

⑥肥満

⑦動脈硬化

⑧耳鼻疾患、眼病

⑨認知症

⑩精神疾患（注意欠陥多動性障害、アルツハイマー病、うつ病ほか）

⑪皮膚疾患（皮膚疾患、炭疽菌症《たんそきんしょう》）

⑫慢性肝炎、慢性胃炎、食道炎

⑬大腸炎、潰瘍性大腸炎、慢性膵炎

⑭糖尿病

⑮白癬菌症（水虫、あらゆる真菌症）

とにかく白砂糖の入った食べ物や飲み物ほど体に悪いものはありません。

⑯帯状疱疹《ほうしん》

●ショ糖と単純炭水化物の害

二〇一五年三月、世界保健機関（ＷＨＯ）は、成人および児童について、「砂糖の摂取量ガイドライン」を発表しました。

それによると、成人も子供も、フルーツ、野菜、牛乳由来の糖分を除いて、一日の糖分摂取を総摂取エネルギー量の一〇％未満に減らすように勧告しています。さらに五％未満にしたり、一日当たり約二五グラムに抑えたりすることで健康効果は増大する、と付け加えています。

このガイドラインで示された砂糖というのは遊離糖類で、グルコースやフルクトースなどの単糖類、スクロースやラクトースなどの二糖類のほか、食品や飲料の加工調理で混入されたものに加えて、蜂蜜、シロップ、果汁、濃縮果汁などに存在する自然の糖質も対象にしています。

ＷＨＯは、砂糖の摂りすぎは肥満や糖尿病などの生活習慣病や虫歯のリスクを高めるとして、新たに「砂糖の摂取量ガイドライン」の発表に至ったようです。ショ糖（ブドウ糖と果糖が結合したもの）の摂りすぎが病気の因子になっているので減らそうということですが、これは正しい認識です。

●複合炭水化物は体に良い

炭水化物は「糖質」とも言います。炭水化物は「炭素、水素、酸素」の三元素が種々の形で結合したもので、自然界では光合成によって作られます。

炭水化物は、一般に複数のミネラルやビタミンとともに食物繊維が多く、タンパク質や脂質と化合したものは「複合糖（質）」とも言われ、人間や動物にとってきわめて価値の高いものです。

肉体構成の要素であり、生きていくための最大のエネルギー源として最重要な物質です。運動や生活の際の第一のエネルギーこそ複合糖（炭水化物）です。

複合糖は、ほかの栄養源よりもはるかに燃えやすく、ガスが残りにくいクリーンなエネルギー源です。複合糖である自然界の食物には、次のようなものが挙げられます。

すべての穀物（米、麦、小麦、ヒエ、アワ、キビ、アマランサス、トウモロコシほか）、すべての野菜、すべての海藻、木の実、あらゆるフルーツ、さらに草もこれに分類されます。

近年、「糖鎖《とうさ》」の化学変化や役割が明らかになるにつれ、カロリーとしてだけではなく腸内でタンパク質（アミノ酸）に変化することもわかってきました。

これにより、フルーツや木の実しか食べないゴリラが強靭《きょうじん》な筋肉（タンパク）を作り上げている理由が解明されてきたのです。人間、その他の動物にとって「複合糖」ほど価値の高い食物はありません。この食物だけでも生きていけるほどのものです。

「複合糖」はカロリー源となって吸収され、細胞に蓄えられてエネルギーとなりますが、豊富な繊維により多量の便を形成し、腸内腐敗菌繁殖が少ない良好な排泄となります。

また、脳の重要な栄養源も糖以外になく、その価値ははかりしれません。ただ近年、脳の栄養素としてケトン体が注目されていますので、糖だけが脳の栄養源とは言えなくなっています。

一方、問題となるのが精製したショ糖を加工した食品やブドウ糖の直接の摂りすぎです。このような糖質を「複合糖」に対して「単糖」と言います。こういった単糖の加工食品として主に和菓子、洋菓子、スナック菓子、製氷菓子、チョコレート、砂糖入り清涼飲料水などが挙げられますが、調味料として煮物にも使われます。

こういった菓子類は、「複合糖」と違ってミネラルやビタミン、繊維はごく微量しか含まれず、単純な形で存在します。そのため、これらを摂りすぎると、あらゆる弊害が出現することになります。

●単糖による弊害

単純な糖（ブドウ糖、果糖、ショ糖）を個別に多く摂りすぎると、体は強く炎症し障害となります。これらは個別に摂ってはいけないのです。ショ糖はブドウ糖と果糖の結合したもので、この三つを摂取することは人間にとっては大きなデメリットになります。これらを過食することで腸内腐敗、消化器官炎症、全身炎症といった症状が起こります。

ショ糖の入った食品は、胃腸内で悪玉菌、日和見菌《ひよりみきん》、さらに真菌のエサとなり、これらの菌が大繁殖します。このため、胃、腸、大腸、食道、胆管といった消化器官に激しい炎症を起こし、胸焼け、胃部不快、下痢、便秘のみならず、さまざまな痛みが発症するようになり、腸内腐敗が進行して便も臭く、全身に悪影響をもたらします。

ショ糖と麦芽糖は二つの単糖の分子が結合したもので「二糖類」と呼ばれます（キシリ

ットは五炭糖、果糖は六炭糖か五炭糖、ブドウ糖は六炭糖）。この二糖類は化学的にしっかりと安定した糖であり、還元性がありません。つまり、なかなか分解されにくい性質を持っています。分解されてブドウ糖と果糖になり、本来なら複合糖のように体に吸収され栄養となるのですが、なかなかそうはいかないのがショ糖と麦芽糖なのです。

二糖類であるショ糖は、分子が小さいため、胃で分解されずにそのまま血中に侵入し、血中でカビ（真菌）のもとや悪玉菌のエサとなって全身を流れ、感染源となったり血中でタンパク質とくっついて糖化を起こしたりします。

扁桃腺炎にかかったり、胃が痛くなったり、膝や甲状腺が腫れたり、全身に痛みを感じたときは、ショ糖を多く食べている場合が多いのです。もちろん、ブドウ糖や果糖を（フルーツなどの形でなく）単独で食べても同様の現象が生じます。

●糖化物質はなるべく避ける

病気の元凶として最近急速に注目を集めているのが「糖化」です。「糖化」とはタンパク質や脂質が糖と結びついて変性・劣化する化学反応のことです。ブドウ糖がタンパク質と結合するときに、時間とともに数回にわたってブドウ糖の構造が変わり、初期には可逆性だったものが、終期には結合が強くなり離れなくなります。それゆえ不可逆性の最終糖化物質（ＡＧＥ、またはＡＧＥｓ）になるのです（注）。

（注）ＡＧＥは「Advanced Glycation End Product」の略で、「糖化産物」「終末糖化物」「最終糖化物質」などと訳されています（ＡＧＥｓはその複数形）。「Glycation」は酵素反応によらない糖化であり、酵素による糖化の「Glycosylation」とは区別されています。

糖化物質は、体の中で必ず酸化状態を作ります。それゆえ糖化物質になっている食べ物や体の中で糖化するような食べ物を摂ると、必ず酸化し活性酸素による弊害に見舞われることになります。

ＣＲＰ（炎症状態で血液中に増加するタンパク質）が発症するしくみも腫瘍マーカーでガン細胞を測定するしくみも、糖化物質の蓄積度から説明できます。「糖化」は酸化をもたらし、活性酸素を著しく増加させるからです。現代社会における「食と病」の問題に、「糖化」は学習すべき必須のテーマです。

世界で初めて「糖化」を発見したのは、フランスの科学者ルイ・カミーユ・マヤールで、一九一二年のことです。マヤールを英語読みするとメイラード、そこから糖化の反応のことを「メイラード反応」と呼ぶようになりました。

糖化物質は「カルボキシメチルリシン」「ペントシジン」「クロスリン」など、二〇種類以上見つかっていますが、最悪なのが「アクリルアミド」です。

二〇〇七年のオランダの調査で、「アクリルアミドの摂取量が多いと発ガンリスクが高くなる」ことが初めて示されました。五五〜六九歳の女性六万二〇〇〇人以上から無作為に抽出した約二五〇〇人をおよそ一一年間追跡調査したところ、子宮内膜ガン、卵巣ガン、乳ガンになる率がアクリルアミドを多く摂っている女性ほど多かったのです。

以前は「アクリルアミドはヒトに対する発ガン性が疑われる」とされていましたが、WHOの外部組織「IARC（国際がん研究機関）」も、二〇一六年に「アクリルアミドはヒトに対しておそらく発ガン性がある」としました。

●食品のGI値に気をつける

糖化は発ガン性があるばかりでなく、さまざまな病気をもたらします。

近年、アメリカではこの糖化を点数化する方法を見つけ、二〇〇四年以降、点数化して「KU」という単位で表わすことになりました。概ね数値が一〇〇〇KU以上のときに糖化しているとされ、五〇KU以下はあまり糖化していないとされているようです。

糖化の度合いが点数でわかるようになったため、糖化食品が見分けやすくなりました。

次のものが糖化度の高い食べ物です。

・焼いたもの、炒めたもの、揚げたもの（天ぷら、フライなど）。
・加工肉（ハム、ウインナー、ソーセージ、ベーコン、サラミなどの糖化度は非常に高い）。
・小麦粉でできたもの（パン類、ラーメン、うどん、パスタ、クッキー、クラッカー、ビスケットなど）。
・圧力鍋で作ったもの（圧力鍋は一般的に一五五℃の調理温度がかかるとされるが、食べ物は一二〇℃以上で糖化するため、最近は一一七℃以下の圧力鍋が少しずつ売られるようになってきている）。
・甘辛い食べ物（みりん干しの焼き物、タコ焼き、もんじゃ焼き、お好み焼き、すき焼き、焼肉のタレ、酢豚、中華飯、うどんの甘辛いタレ、みたらし団子など多数）。

多くの甘味はすぐ吸収されて血糖を上げ、感染体質（細菌のエサ、水虫菌のエサ）となるため、体に良く働く甘味類は多くありません。特にガン患者さんにとって、次のような食品はGI値（一二六ページ参照）も高く、ガン細胞のエサになるので禁物です。

・白砂糖、黒砂糖、てんさい製糖、蜂蜜、飴、チョコレート、氷砂糖、ブドウ糖、きび砂糖、メープルシロップ、水飴、氷製菓子、和洋スナック菓子、みりん。

GI値が低く、おすすめできる甘味は次のようなものです。

羅漢果原末（羅漢果がほぼ一〇〇％。GI値二五）、ココナッツシュガー（GI値三五）、喜界島の黒砂糖（GI値五八）、ファイバーシュガー、ビートオリゴ糖、アガベシロップ（以上、GI値二五）。

（6）「良い油」にもご用心

●悪玉は、トランス型脂肪酸と酸化した油

トランス型脂肪酸はわかりやすく言うと、プラスチックを溶いたような油脂で、役に立たないどころか、体に害をもたらす悪玉人工脂肪酸です。体内脂肪の細胞膜の中に入り込み、細胞の働きを狂わせます。また体内では、ビタミンなどの栄養物質を食い荒らす悪玉脂肪酸です。

不飽和脂肪酸は酸化しやすく日持ちが悪いので、水素イオンを人工的に添加することによって酸化を防ぎ、日持ちを良くするよう作られた油がトランス型脂肪酸です。作られたときには人間にとってどれほどの猛毒となって作用するか、というところまではわかっていなかったのです。こうして作られた物質を摂取すれば、強い炎症が現われて、あらゆる病気の原因となり、何らかのガン、特に悪性リンパ腫が出現しやすくなります。

代表的な食品には、次のようなものがあります。

①マーガリン（食用油脂が八〇％以上）。

②ファットスプレッド（食用油脂が八〇％未満。現在、日本でマーガリンとして販売されているものの大半）。

③天ぷらの衣の一部。

④フライの衣の一部。

洋菓子、スナック菓子のクリームやチョコレートやフライを積極的に摂ることは、糖化の害にトランス型脂肪酸の害も加わり、発ガンしやすくなるので気をつけてください。

●油脂（脂肪）摂取の基本

油脂（脂肪）は体内脂肪酸の代謝により、次の三種類（三系列）に分けられます。

①飽和脂肪酸、およびオメガ9系＝一価不飽和脂肪酸系

②オメガ6系＝多価不飽和脂肪酸系（リノール酸→γ-リノレン酸→アラキドン酸へと変化）

③オメガ3系＝多価不飽和脂肪酸系（α-リノレン酸→EPA→DHA〈ドコサヘキサエン酸〉へと変化）

こうした油脂は、食物から摂る必要があります。一グラム当たり九キロカロリーという最大のエネルギーになるうえ、細胞膜を構成し、局所ホルモンを出し人間をコントロールする力となり、善玉アディポサイトカインが出て動脈硬化や血栓を予防し、細胞膜の機能作用など、多くの働きをしてくれるからです。

油脂の摂取は多すぎてはいけませんが、質の良い油脂（リン脂質）は必要なだけ摂らなくてはなりません。体内に入った油脂は最終的にそのまま細胞膜に到達します。ちなみに細胞膜は七〇～八〇％は油脂でできています。

食べ物には野菜やフルーツであっても前述した三種の油脂が必ず入っています。問題は、

その割合です。紅花油、サラダ油、グレープシード油、ゴマ油、コメ油、ヒマワリ油、大豆油、コーン油などは、オメガ6系の含まれる割合がかなり多い油です。

オリーブ油や菜種油や新紅花油（人工的に作られたオレイン酸強化の紅花油）はオメガ9系の割合が多い油で、フラックス油（亜麻仁《あまに》油）やエゴマ油、魚（特に生の青魚）はオメガ3系の多い油です。必須脂肪酸はオメガ6系とオメガ3系のみで、それ以外の油脂は非必須脂肪酸です。

不飽和脂肪酸油脂のオメガ6系とオメガ3系は必須脂肪酸であり、体の中（特に細胞膜）に入ると、必ず局所ホルモンを出します。この局所ホルモンの質が健康を左右します。

オメガ6系の油は、代謝されて、やがてアラキドン酸になります。出てくる局所ホルモンはプロスタグランジン2で、細胞や臓器の収縮作用があり、これが炎症・アレルギー・ガンへと進展していきます。

一方、フラックス油とエゴマ油などのオメガ3系の油は、代謝されてDHAになります。出てくる局所ホルモンはプロスタグランジン3で、細胞や臓器の拡張作用があり、抗炎症・抗アレルギーの働きをします。

つまり、オメガ6系とオメガ3系は、正反対の作用をするため、摂取の割合が重要になり、オメガ6系が過剰になるとあらゆる病気につながります。

人間は「オメガ6対オメガ3」を「一対一」で体にとり入れている限り病気はしない、と言われています（厚生労働省は四対一でも大丈夫と公表）。

現代人は食べ物のせいでオメガ6系の油や飽和脂肪酸油脂（長鎖脂肪酸油脂）が過剰になっているため病人だらけ、というのが現状です。


以前は体に良いとされていた「オメガ6脂肪酸（リノール酸）」ですが、多くの調査や実験結果から、過剰に摂ったり、「オメガ3脂肪酸（α-リノレン酸）」との比率が圧倒的に多かったりした場合、乳ガンになりやすくなるなど、悪い症状が出てくることがわかってきました。

前ページに記した紅花油やサラダ油などのオメガ6脂肪酸は、摂りすぎに注意が必要な油なので、「オメガ3脂肪酸」との比率に気をつけながら摂取してください。


私がおすすめしたい油はα-リノレン酸（オメガ3脂肪酸）です。こちらは体に良い作用を起こす油で、炎症を抑制し血管を拡げます。動脈硬化は改善されていき、アレルギーは抑制され、尿がしっかり出るようになり、酸化が抑えられます。

脳や大脳皮質（特に海馬）に良い影響を与える作用まであるとのことで、記憶力が良くなり認知症防止になると言われています。この「オメガ3脂肪酸」は、前述のように「オメガ6脂肪酸」と「一対一〜一対四」くらいの比率で摂取したいものです
α-リノレン酸の油では、フラックス油（亜麻仁油）とエゴマ油がおすすめです。フラックス油はオメガ3脂肪酸の大変多い油で、ＥＰＡ、ＤＨＡを生み出すすばらしい油です。圧搾法で作っている製品をおすすめします。

なお、オメガ3の油は熱に弱いので、なるべく加熱を避け、生野菜サラダにかけたり、じかに飲んだりして摂ってください。

また、「オメガ9脂肪酸（オレイン酸）」のオリーブ油もおすすめですが、必ず加熱せずに、生のままで使ってください。加熱すると酸化しやすいですし、オリーブ油は実を搾った油でクロロフィルが入っているため酸化が非常に早いので、オリーブ油を使うなら一週間以内に使い切りたいものです。

「オメガ9脂肪酸（オレイン酸）」を摂るなら、種を搾った油で酸化しにくい菜種油を推奨します。

第5章

ガン撃退！自分でできる免疫強化

(1) ガンは体温が低下している人を狙う

●摂氏35℃前後が増殖危険域

石原結實氏の著書『「体を温める」と病気は必ず治る』(三笠書房刊)に、体温と病気の関係が書いてあります。ガン細胞が最も増殖する温度が三五℃と記されていて(二一一ページ「表3」参照)、人間が低体温になると、ガン細胞は繁殖しやすくなります。

個人差はありますが、三六℃以下の低体温になると、微小循環の悪化、すなわち真毛細血管(最も細い毛細血管)の血流が悪くなり、「低体温↓酸素不足の臓器↓活性酸素出現↓ガン細胞繁殖」といった連鎖反応が起こります。

体温はやや高めに保つことが健康維持にとって大切なのですが、常時三八℃のような高体温では困ります。三八℃の体温が続く場合は体が感染症に侵されている状態だからです。健康でいられるには、やや体温が高く、感染も炎症もないという状態を保つことが大事です。

（表3）体温が下がることによって現われる症状

36.5℃	健康体、免疫力旺盛
36.0℃	ふるえることによって熱の産生を増加させようとする
35.5℃	恒常的に続くと、 ・排泄機能の低下 ・自律神経失調症の症状が出現 ・アレルギー症状が出現
35℃	ガン細胞が最も増殖する温度
34℃	水におぼれた人を救出後、 生命の回復ができるかどうかのギリギリの体温
33℃	冬山で遭難し、凍死する前に幻覚が出てくる状態
30℃	意識消失
29℃	瞳孔拡大
27℃以下	死体の体温

※『「体を温める」と病気は必ず治る』石原結實（三笠書房刊）より作成。

●体温を健康的に高める方法

理想の体温は三六・五〜三七℃ですが、体温を健康的に高める方法として次のようなものをおすすめします。

・「生野菜フルーツジュース」、並びに「生野菜とフルーツ」を一日二〜三回しっかり摂ること。

・ローフードの割合を食事全体の五〇〜七〇％と多くすること。

・①金時ショウガの粉少々＋健康茶
②黒酢少々＋健康野菜茶
③①＋②
※①②③のような体温の上がるお茶をローフードに加えること。

・物理的温熱療法を毎日行なうこと。
①ホルミシス岩盤浴
②ホルミシス温熱マット
就寝時、ホルミシスのマットを敷き、温度を五〇〜五八℃に設定して眠る。
③タオル巻きアイロン療法、またはホルミシス付き人間用アイロン療法

④ホルミシス・セラミック（微量放射線を発する鉱石）入り入浴

三九～四〇℃のぬるい風呂にホルミシス・セラミックを入れておく。そのぬるい風呂に四〇分浸かったあと、四四～四五℃に湯温を上げて一〇分浸かる。体温を三七℃に長く保てるため、実に効果的です。

⑤睡眠時に湯たんぽか、加熱した小豆《あずき》袋を使用

小豆五〇〇～六〇〇グラムを二重にした綿の袋に入れて縫い合わせ、電子レンジで五分間、加熱したもの（小豆はレンジで煮えないので何回でも使用可能）。腹部と足元に置き、厚い布団をかぶって六〇分寝る。ホルミシスのマットを敷くとさらに効果的。

⑥使い捨てカイロの使用

日常的に使い捨てカイロを左右鼠径部と臍部《さいぶ》や腰部に貼る。

⑦足湯（ホルミシス・セラミック入り）

①～⑦を使用したり実践し続けたりすることで平熱は上がっていきます。

●ローフードで体温が上がる理由

ローフードとは、生野菜やフルーツ、生野菜フルーツジュースといったプラントフード

（植物性食品）を生で食べることです。生のものを食べると体温が下がって低体温になると思っている方が多いかもしれませんが、実は反対で、生の野菜食とフルーツ食を二か月以上続けていると、手足がポカポカしてくるのを誰もが実感することでしょう（一〇〇％ではなくても食事の五〇～六〇％にとり入れれば効果があります）。

これは本当の意味で体内の微小環境が良くなるからです。要するに血液がサラサラになり末端まで血が行くため、手足がポカポカになるのです。ただし生食ですから慣れるまでの期間、冷えるのはやむを得ません。少し時間はかかりますが、やがて体温は必ず上昇します。

そこで生食中心食のスタート時は、①金時ショウガの粉入り健康茶か、②黒酢入り健康野菜茶、または①②のミックスを飲むことです。①の金時ショウガの粉を少し入れた健康茶を飲むと三〇分で体温が一℃、六〇分で〇・六℃も上昇したというデータがあるほどです。

また、ホルミシス（微量放射線）の入っているマットや衣類、岩盤浴などを活用すると、ホルミシス効果で体温が上昇します。そのほか、湯たんぽや使い捨てカイロの併用も効果的です。

●微量放射線「ホルミシス効果」の活用

放射線については、かつて「微量でも危険、大量で死ぬ」という米国の遺伝学者、ハーマン・J・マラーの説が主流を占めていました。しかし米国・元ミズーリ大学の生化学者、トーマス・D・ラッキー博士は一九七〇年から一〇年間に及ぶ動物実験や検証を経て、一九八二年に放射線は微量なら肉体に対し有益に働く、つまり「微量放射線なら、むしろ体に良い」という報告をしました。

ここでいう「有益」の意味は少しの欠点もないことであり、しかも有益となる量の範囲は広く、最近は年間三〇〇万マイクロシーベルト（＝三〇〇〇ミリシーベルト＝三シーベルト）まで有益だろう、と言われるようになってきました。

ラッキー博士が有益として挙げたことは、①免疫機能の向上、②体の活性化、③病気の治癒、④強い体の育成、⑤若々しい体の保持――という五つでした。

また、微量放射線には「強い鎮痛力」があることも確認されました。さらに若返ること、長寿になること、幼少なら背が伸び健康になる有益性も付け加えました。

この微量放射線による治療のことを「ホルミシス治療」と言いますが、何とホルミシス治療には欠点は見当たりませんでした。ラジウム温泉は正にこのホルミシスが活用された温泉です。

ホルミシス効果としては、次のようなものもわかってきました。

①抗酸化力、②**HSP（ヒート・ショック・プロテイン）効果**（二一九ページ参照）、③デトックス（解毒）効果。③の理由として、ベータ線とガンマ線が体に当たり、皮膚を通過することから、アルミニウムやヒ素、水銀、カドミウムといった重金属が汗となって出ることによります。ホルミシスは将来的にも治療の切り札のひとつになる可能性があります。

●活性酸素を撃退するホルミシス

適量の放射線を浴びた場合、生体に良い影響があるという報告が示すように微量の放射線、すなわち低線量ホルミシス効果やその機能がクローズアップされ、治療の分野でも幅広く応用され始めました。

効果や機能性については未知数の部分もあり、微量でなく大量の放射線を浴びれば、ダメージを受けますが、ホルミシス（年間一万～一〇〇万マイクロシーベルト）の範囲なら、むしろ健康になることが判明し、広がりつつあります。

疫学的には地球上で自然放射線を多く浴びる土地に住む人のほうがガンにかかりにくく、寿命も長くなっています（低線量の範囲となる自然放射線の世界平均は年間二・四ミリシーベルト、日本は一・五ミリシーベルトです）。

宇宙飛行士は地球の三〇〇倍以上の宇宙線（放射線）を浴びて何か月も過ごします。しかし彼らは皆、健康になり若返って帰ってくるし、帰還後、長寿を全うしています。こうしたことから「低線量放射線は体に良い」と言われ出しました。

低線量ホルミシスがなぜ体に良い作用をするかといえば、低線量放射線には活性酸素を抑制する働きがあり、しかもビタミンCやビタミンEとは桁違いの抗酸化作用があることが判明したからです（ビタミンCの一万倍以上の効果）。ホルミシスは理想的条件下にある健康な個体には活力と体力の増加を引き起こします。反面、理想的条件下にある虚弱・病弱な個体は最大の反応を示すと予測されています。

フランスでは、二〇〇一年に自然放射線の一〇〇万倍の放射線でも細胞はDNAを修復することが可能で、自然放射線の一〇万倍以下であれば、細胞修復やアポトーシスのメカニズムで細胞には何の問題も起こらない、という歴史的な発表もなされています。

「年間一万～一〇〇万マイクロシーベルトなら、体に良い」とすら言えたのです。アトピー、喘息、リウマチなどのアレルギーや自己免疫疾患は、「免疫機能放射線のアンバランス」が原因と言われていますが、このような免疫機能疾患にもホルミシスが有用と認識され始めています。

生活習慣病の原因は、間違った生活習慣によって引き起こされ、「活性酸素」が過剰に増えて発症するものと考えられています。ガンや難病の直接の原因も「活性酸素」と言われています。

過剰に発生した活性酸素は体内コレステロールや中鎖脂肪酸を酸化させることにより過酸化脂質に変化させて血管壁に付着し、血管をもろくしたり、塞《ふさ》いだりすることで動脈硬化や脳梗塞などの原因になります。こうした状況をホルミシスは改善してくれます。

すでに述べましたが、活性酸素を除去するには、食生活改善による抗酸化物質の補給、抗酸化のサプリメント摂取、腸内細菌の正常化、抗酸化な点滴、ホルミシスの活用が効果的です。

特にホルミシスの活用効果は大きく、東北大学の坂本澄彦《きよひこ》名誉教授は自分の大腸ガンリンパ節転移を、ホルミシスを何度も浴びせることで完治させています。私のクリニックでも末期ガンの患者さんの完治例が急増しています。その理由のひとつは当院に設置してい

るホルミシス装置にある、と考えています

●HSPもガン退治の援軍

HSP（ヒート・ショック・プロテイン＝熱ショック・タンパク質）は体内にもともと存在する物質で、**熱の負荷によって細胞内に発現する特殊なタンパク質**です。

HSPは一九六二年にイタリアの遺伝学者リトッサによって発見されました。リトッサは実験の際にショウジョウバエを用いいましたが、のちにこのタンパク質がショウジョウバエだけではなく、大腸菌から人間をはじめとしたほとんどの生物に至るまで存在することがわかりました。

人体ではタンパク質が一秒間に数万個も作られ、同じ割合で分解されます。このHSPはこれらのタンパク質が正しい構造を持つように、体のすみずみまで行って品質管理や修復の役目を担うタンパク質です。次のようなとき、活躍してくれます。

①ケガをしたとき、傷口を防ぐタンパク質の手助けをします。
②病気になったとき、体の中で自然に治癒するように手助けします。
③ガンになったとき、ガン細胞を死滅させる加温治療に利用されます。副作用の少ない、

体にとってうれしい治療法としてクローズアップされています。

この治療法は、四〇〜四二℃に患部を温めるマイルドな加温療法で、細胞内にＨＳＰを増やし、ＨＳＰの持つ「ストレス防御作用」「免疫増強作用」を利用してガンに対抗する療法です。予想以上に効果的でガン細胞がけっこう死んだりしますし、死ななくても勢いが弱まります。

④ストレスに襲われたとき、ストレス解消の一助となります。

⑤免疫が低下したとき、免疫を強化します。

⑥痛みのあるとき、乳酸の産生を抑え、痛みをなくします。

⑦低体温症になったとき、体温を上げ血流を良くします。

●免疫にはないＨＳＰの特性と体得法

①ＨＳＰが増加することによってストレスに対する抵抗性が高まります。

ストレスを一度クリアすると、そのストレスに対して頑強になるストレス抵抗性が生じるからです。

②あるストレスに対して抵抗性を獲得すると、ほかのストレスにも同様の抵抗性を示し

ます。

ひとつの困難を切り抜けた人は、別の苦難にも動じなくなります。

免疫の場合、抗原に特異的にしか作用せず、ある病原体（ストレス）に対しての免疫を獲得しても、別の病原体に免疫を示すことはありません。


体を加熱すると、次のような良いことが起こります。
①ＨＳＰが誘導され、生体防御作用が得られます。
②免疫能（ナチュラルキラー細胞〈以下、ＮＫ細胞〉活性、抗原提示能、インターフェロン、腫瘍壊死因子）が上がり、ガンや細菌を殺す力が強くなり、感染しにくくなります。
③血流が改善されて、薬剤の細胞内へのとり込みが良くなり、薬の効果が高まります。
④乳酸の産生が遅れ、運動機能が向上します。
⑤体温が上がり、代謝が活発になります。細胞が元気になると同時に、脂肪が燃焼されます（体脂肪減少）。
体内のＨＳＰを増やすための具体的な方法は二一二ページをご参照ください。ご家庭で

もできるので、励行をおすすめします。

ＨＳＰは、体の中の壊れたタンパク質をかなりの量修復してくれるタンパク質なので、この入浴を行なうことでどれだけ体が修復されているかはかりしれません。ガン患者さんの場合、ＨＳＰが出ている間はかなりのガンが死滅するので、ガン治療には欠かせない療法だと思います。

（2）酸化を防いでガンとは無縁に

●スカベンジャー（抗酸化物質）はガン撃退の大エース

スカベンジャーとは英語で「掃除人」という意味ですが、活性酸素を退治する物質です。ガン細胞は活性酸素によって発生し、活性酸素によって成長することはすでに述べました。その活性酸素をやっつけてくれる物質が「スカベンジャー物質」で、ビタミン、ミネラル、ファイトケミカル（植物に含まれる化学物質）、酵素などが挙げられます。

ミネラルといっても、鉛やアルミニウムやカドミウム、水銀、銀、ヒ素、バリウム、ベリリウム、ビスマス、アンチモン、ニッケル、白銀、タリウムなどといった有害ミネラルは除きます。

活性酸素をよく退治するミネラルは、亜鉛、マンガン、マグネシウム、ケイ素、カリウム、銅、リン、鉄、モリブデン、ヨウ素、ゲルマニウム、セレン、硫黄《いおう》、カルシウム、クロム、バナジウムといったミネラルです。

ビタミンは、抗酸化ビタミンとしてビタミンCが有名ですが、最近はビタミンAとDとEがクローズアップされてきました。そのほかビタミンB群ももちろん欠かせません。また、一九八五年以降ににわかに有名になった抗酸化物質として「ファイトケミカル」があります。

ファイトケミカルは、欧文では「phytochemical」と書きます。ファイトの意味は戦いを意味する「fight」でなく、ギリシャ語で「植物」という意味です。直訳の「植物由来の化合物」は、意訳すると「抗酸化栄養素」となります。

ファイトケミカルは植物の持つ「色（赤、緑、黄、紫、白ほか）」と「匂い」を指します。カロテノイド群（数百種）、ポリフェノール群（何万種もあるとされるフラボノイド系ほか）などがあります。食事の内容を植物性の生食（フルーツや生野菜）にしたいのは、これらがファイトケミカルと酵素に満ちあふれているからです。植物は、フルーツでも野菜でも地面に根を張り、太陽の強い光にも強風にも大雨にも負けずに生きています。

太陽の光が強く当たれば火傷をしてもおかしくはないのに、火傷をしないのはなぜでしょう。この理由がファイトケミカルの存在によるものなのだということがわかってきたのです。フルーツや野菜には、必ず色がついています。色のついた部分に存在するファイトケミカルが太陽の光を無害なものにし、酸化させない役割をはたしているのです。

フルーツや野菜を食べると、このファイトケミカルが抗酸化物質となって、不飽和脂肪酸の二重結合（酸化する部分）に入り込み、自らが犠牲となって酸化を防いでいるということがわかってきたのです。

ファイトケミカルは、「酵素」と一緒に摂るとさらに抗酸化のパワーを増し、活性酸素を退治します。

この酵素は「生」の食物にしか存在しません。五〇℃以上の加熱に弱く、失活する（酵素の作用を失う）からです。すなわち生野菜とフルーツ、あるいは自家製「生野菜フルーツジュース」です（ジューサーは低速のものをおすすめします）。ファイトケミカルが多く存在し酵素がたっぷりと含まれています。

そのほか非常に質の良い糠漬けの野菜や動物性のものを排除した薬膳キムチにも酵素は

たっぷり含まれています。

毎日毎食、こうした良質な抗酸化物質を摂り続けることが、活性酸素を退治してガンの芽を未然に摘み取り最善の予防法、そして改善策となっていくのです。

●症状改善は腸の中の正常化から始まる

二〇〇〇年を越えたあたりから、腸（小腸）には全身の七〇％もの免疫がある、と言われるようになってきました。そしてこの説はにわかに全世界に拡がり、医学界の常識になってきました。その理由はリンパ節全体の七〇％近くが小腸に集合しているからです。

免疫細胞の一種である樹状細胞とリンパ球の一種であるT細胞、B細胞がそろっていて抗体を作り、これを使って外敵を攻撃する場がリンパ節です。もちろん血管内やリンパ管中でも攻撃は行なわれますが、免疫系の闘いの主戦場がリンパ節なのです。

腸管は「内なる外界」と言われていますが、それはあらゆる病原菌や毒的物質が口を通して外界から腸に直接侵入してくるからです。

腸の中では徹底的な防御体制を敷くことになり、そのための強力な免疫物質を用意したのです。小腸の免疫系の主なるものとして、①パイエル板、②粘膜固有層、③腸管膜リンパ節、④腸管上皮の吸収細胞——の四つが挙げられます。

この中でも最も強力な免疫装置は、①のパイエル板と③の腸管膜リンパ節です。パイエル板は小腸の回腸に存在し、人体ではその回腸に一二〇万〜一三〇万個ほどがパッチワーク状に点在し、あらゆる免疫を行なう中枢として大活躍しています。具体的には、抗体（免疫グロブリンA）を作り、抗原提示細胞やT細胞、B細胞、樹状細胞、リンパ球が集まっています。

病原菌が小腸にやってくると、パイエル板は病原菌をとり込み、細胞が抗体（免疫グロブリンA）を作る細胞に変化して粘膜固有層に到達すると抗体は攻撃態勢に入り、腸管腔内に放出されると病原菌を攻撃するのです。

また、腸管独自のT細胞もいくつもの免疫作用を持っています。今や免疫のスーパーエースとされるNK細胞ですが、実はT細胞から出ているのです。

パイエル板は一六七七年にスイスのパイエル医師が発見したことに因《ちな》んで名づけられたものですが、腸管独得の器官で、腸管独自の抗体（免疫グロブリンA）を作る細胞が集中しています。パイエル板にはリンパ球が詰まっており、③の腸管膜リンパ節と同等の機能を果たしています。

●大腸の免疫力はガン撃退のバロメータ

小腸ほどではありませんが、大腸にも強力な免疫装置があります。ひとつは「虫垂」です。かつては「盲腸」と呼ばれ、不必要な臓器の代表のように言われていましたが、実は虫垂にはかなりの免疫装置があることがわかってきています。というのは、この虫垂にもかなりのリンパ球が集まっているからです。虫垂は大腸の中の細菌叢です。虫垂炎になっても取り除いてはいけません。虫垂炎は断食すれば治ります。

小腸と比べ桁違いに細菌が多く存在するのが大腸です。大腸には約一〇〇〇種一〇〇兆個以上の腸内細菌が存在しますが、大腸には酸素がほとんど存在しないため「嫌気性細菌」だらけで、そこには有益菌と有害菌が同居しています。

二つの菌の割合が健康を左右する決定的因子となるので、大腸の免疫も重要な役割を担っています。小腸の免疫力を左右するのはこの大腸の細菌次第とも言えるのです。

いくら小腸で抗体（免疫グロブリンA）を管腔内に放出して有害菌を退治しても、大腸の細菌叢が有害菌優位であるならば、すぐに抗体の力は失われてしまいます。小腸のリンパ節やパイエル板の力さえ、大腸の有益菌と有害菌の勢力次第と言っても過言ではありません。

大腸に存在する一〇〇〇種一〇〇兆個以上の菌は、七〇％が有益・有害どちらにもつくことがある日和見菌とされますので、残り三〇％のうちどれだけ有益菌が占めるかで健康の良し悪しが決まります。大腸の場合、ビフィズス菌が有益菌とされますが、三〇％のうちビフィズス菌の割合が二七～二八％で有害菌が二～三％、そして日和見菌が七〇％という状態なら、まずガンにはなりません。

脳腫瘍でも白血病でもガンを複数抱えている人は、まずこの細菌叢の割合を改善することから始めないと、ガンは治っていきません。なぜなら有益菌が多いほど、全身の免疫は強力に働くからです。反対に大腸の細菌叢がほとんど有害菌で占められてしまうと、あらゆるガンの元凶となっていくのです。

大腸における菌叢の良し悪しがガン撃退のバロメータとも言えるのです。

●ヴィーガン食が健康を作りガンを治す

エドワード・ハウエル博士は私の最も尊敬する方です。そもそも私が酵素栄養学を知ったのは一九九五年頃、博士の著書によってでした。この本のお陰で「ローフード（生の食べ物）に基づくヴィーガン食がどこまでも健康を守ってくれる」ということを知ることができました。

一度もお会いすることなく亡くなりましたが、私にとって大恩人であり、感謝しきれないほどの恩恵にあずかりました。なぜなら、私はこれまで六〇冊ほどの本を世に出しましたが、その大半が「酵素」に関するものです。まさに私の半生は「酵素の研究」とともにあったという気がします。

酵素は「生の食べ物」にしかいません。生物には必ず酵素が存在しますが、通常は四八℃で約二時間、五〇℃で約二分、五三℃なら約二〇秒で失活します。つまり熱に弱い物質なので、酵素の存在は生のものの中にしかありません。野菜でも魚でも肉でも生の状態なら酵素は生きていると言えます。

ただし、魚や肉などに含まれる動物性タンパク質は、いろいろな理由で発ガンに関係することがわかってきました。

そこで、動物性食品を抜いたベジタリアン食の「ヴィーガン食」が求められるのです。ただしヴィーガン食といっても、マクロビオティックで推奨しているような加熱菜食のヴィーガン食は、むしろ体調を悪くすることがわかっています。酵素が全く含まれていないからです。

そこで私が提唱するのは「ローフード中心のヴィーガン食」です。これは一〇〇％ローフード食でなくてもいいのです。五〇〜六〇％がローフード、四〇〜五〇％が加熱した植物、というスタイルです。

ただし、生食の中で注意が必要なのは「種」です。生の種には超猛毒のアブシシン酸（ＡＢＡ。植物ホルモンの一種）が存在します。それゆえブドウ、スイカ、柑橘《かんきつ》類、リンゴなどの種を食べ続けると発ガンの可能性が急上昇します。

玄米も小豆も大豆も種なので同様のリスクがあります。これらの食べ物は一二〜一七時間ほど水に浸けておくことで酵素の働きを阻害するアブシシン酸が消えるので、浸水は必ずしてください。

種は浸水させるか捨てるかしないと、病気やガン発生の原因になるので気をつけましょう。こういったアブシシン酸の害を除き、「ヴィーガン食中心の食生活」を続けさえすれば、健康は向こうからやってくる、と強調しておきます。

●生の食べ物と加熱食ではこんなに違う

図７は酵素の重要性をよく表わしています。ネズミにエサをやる際、生のものを与える

群と加熱したものを与える群に分け、脳の発達にどれくらいの違いがあるかを調べたものです。

熱を通すか、通さないか、違いはそれだけですが、実験の結果は衝撃的なものでした。熱を通したエサ（酵素が死滅しているエサ）を与えられたネズミの脳は、生のエサを与えられたネズミの半分以下の重量しかなかったのです。

ペットフードはすべて熱処理してあるので、栄養は完璧でも酵素がありません。それに対し、野生動物は栄養バランスは悪くても生のまま食べるので、人間がかかるような病気にはならないのです。

（図7）エサの違いによる「ネズミの脳」の重さ

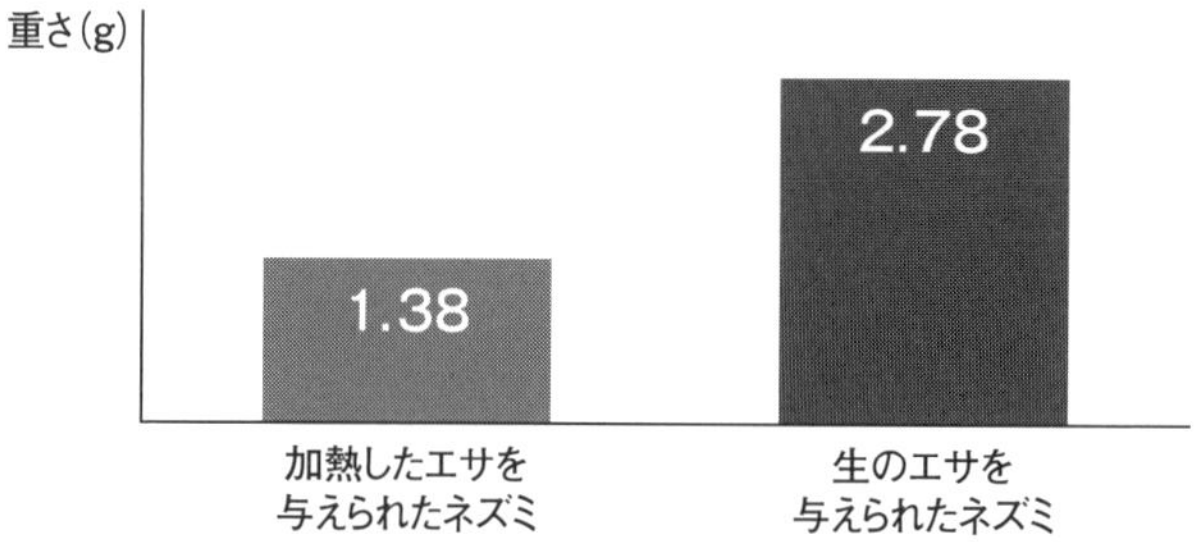

『Enzyme Nutrition』(by Edward Howell) より。

●大豆発酵食品の効用

味噌、納豆、豆腐よう（豆腐を使った沖縄の発酵食品）、テンペなどの大豆発酵食品は、豆乳、豆腐などの大豆加工食品とともに「ホルモン依存性」のあらゆるガンの予防になります。

その効果をもたらしてくれるエース役は「イソフラボン」という有機化合物です。しかし、大豆発酵食品を悪く言う人もいて、「大豆発酵食品にはイソフラボンが含まれていて、これがエストロゲン（女性ホルモン）と似ているため、エストロゲンを増大させ、乳ガンなどになる」という論法です。

事実は逆で、イソフラボンは確かにエストロゲンと構造式は似ていますが、体に入るとエストロゲンとしての働きはなんと一〇〇〇分の一しかありません。しかも体内のエストロゲンが過剰なときには抑える役目をし、少ないときは補足する作用をしてくれます。

近年のガンはエストロゲンが多すぎることで発症する「ホルモン依存性のガン」が多く、エストロゲンを減らしてくれるイソフラボン摂取は治療にもなるのです。

乳ガンや子宮ガン、卵巣ガンはエストロゲン過剰で起こりますが、なぜイソフラボンが含まれている大豆発酵食品を摂ると体内のエストロゲンは減少していくのか。

イソフラボンにはエストロゲンの受け皿のレセプター（受容体）とくっつきエストロゲン産生を妨害する作用があります。

エストロゲンは乳腺細胞の増殖を促す作用がありますが、エストロゲンを増やす食物を多く食べていると、細胞増殖の遺伝子がエラーを発して乳ガンや子宮ガンにつながります。イソフラボンが体内に入ると、エストロゲンのレセプターに入り込み乳腺細胞の増殖作用を妨害してエストロゲンの働きをなくしてしまい、結果的に乳ガンなどにならなくなるのです。

また、前立腺ガンは女性ホルモン（エストロゲン）を点滴や経口で投与するのが一般的治療法です。その際、イソフラボンを含む大豆発酵食品は症状改善に効果的です。乳ガンと正反対の作用なのになぜ効果的かというと、このときイソフラボンは女性ホルモン作用に転じるからです。

●自然免疫療法こそ本当の免疫療法

免疫を高めるというと、免疫リンパ球の点滴を連想する人がいるかもしれませんが、それは本物の免疫療法とは違います。リンパ球を採血して取り出し、それを点滴する方法は、むしろ免疫力を弱める方法ではないか、と私は思っています。

私の提唱する免疫療法とは、ファスティングや食養生で腸管の細菌叢を善玉菌で満たし、腸管からNK細胞を活性化させ、体内のフリーラジカルを退治することで免疫力をアップさせる方法です。

点滴でリンパ球や樹状細胞を入れたところで負のフィードバックがかかり、かえって体自体の免疫は弱まるのです。高額なうえ効くことのない、こんな免疫療法など、行なう必要は全くないと思います。

『患者よ、がんと闘うな』（文藝春秋刊）の著者・近藤誠氏は、リンパ球による免疫強化法は少しも効果がないことを、データを挙げて説明しています。

（3）ガンにならないための「9つの習慣」

●はじめの一歩は生活習慣のチェックから

次に挙げる①～⑨はガンの元凶となる生活習慣を避ける方法を記したものです。

①夜食は午後八時までに終えること

私たちの体には「生理リズム」というべきものが備わっています。「暗くなる夜は寝て、明るくなった朝に起きる」という天体の動きとも連動しているのですが、体の中にもそのサイクルは刻まれています。

「食べ物を補給・消化する時間」「栄養を吸収する時間」、そして「体のメンテナンスをする時間」というものが決まっています。そのサイクルに沿って活動すれば、体に負担がかからず正常に機能し続けるのですが、これを無視した生活をしていると体は次第に疲弊し、最後は病気になります。

その「生理リズム」から言えば、食事は午後八時までに終わらせるべきです。

また午後八時以降の食事は病気に至る一歩、と思ってください。夜遅くの食事はみなさんが考えている以上に消化能力が落ち、深夜になると消化能力は激減するからです。午後八時以降の食事は遅くなれば遅くなるほど腸の腐敗を促し、代謝を悪くし、ガンを発症させていくのです。消化能力の落ちているガン患者の方は、午後八時までと言わず、午後七時までには食事を終わらせましょう。

②朝のおすすめはフルーツ

長生きしたいのでしたら朝食は抜くか、フルーツだけの朝食をおすすめします。「生理リズム」がここにも関係しています。人体は、次のような三つのサイクルで一日のリズムを作っています。できるだけこのリズムに近づけることで、免疫力は高まります。

・午前四時～正午――排泄の時間帯
・正午～午後八時――栄養補給と消化の時間帯
・午後八時～翌朝午前四時――吸収と代謝の時間帯

朝は排泄の時間帯、つまり体内にある毒素をしっかり排泄する時間です。この時間帯に食事をすると、胃腸は食物の消化に忙しくなり、肝心の排泄が阻害されます。「便は毎日きちんと出ているから大丈夫」という人もいますが、実はそうとも言えないのです。

この時間帯、体は排泄に重点を置くことにエネルギーを使っているので、胃腸の働きは完全ではなく、本来の消化能力より落ちているのです。そんな朝の時間帯に重い食事をすると、食べ物が消費しきれず腸の中に残ってしまいます。「朝、食べないと調子が上がらない。どうしても食べたい」という人は、酵素の多いものを少量だけ食べるといいでしょう。おすすめは、次のものです。

・フルーツ
・フルーツ＋生野菜のジュース
・生野菜サラダ

「朝は胃に負担をかけたくない。でも、少しでも血糖値を上げたい」という人には、酵素が豊富で、果糖のあるフルーツが理想的です。

ちなみに、朝食は英語で「ブレックファスト（breakfast）」と言います。「break＝破る」「fast＝断食」で、その語源は「断食を破る」という意味です。

昔の日本人は前日の午後六時頃に食事を摂ってから、朝の七時頃まで食事をしないことが当たり前でした。食事をしないで胃腸を休ませる時間が一三時間もあり、一三時間のプチ断食を、毎日していたことになります。おそらく欧米でも、多少の時間の違いはあるでしょうが、こうした習慣は変わらなかったことから生まれた言葉だと思います。

③過食禁物。腹八分目を目標に

「腹八分目」は、かつての日本人が生み出した健康の知恵なのでしょう。でも、私は八分目でも食べすぎで、六～七分目でいいと思っています。「過食は万病のもと」だからです。

人間の話ではありませんが、長崎ペンギン水族館に、ぎん吉というペンギンがいました。ぎん吉は世界一の長寿ペンギンとして知られ、三九年九か月も飼育されていたそうです。おそらく日本に来る前の期間があったことを考えるとすでに四〇歳を超えていたことでしょう。

この水族館にいるペンギンですが、実はどれも長生きなのです。一般的にペンギンの寿命は一八～二〇年とされていますが、ここのペンギンは三〇～三九年も生存しているのです。

長寿の理由は「断食」にありました。ここでは、六日間エサ（生魚）を与え、一日はエサをあげずに完全断食の日を設けているというのです。腹八分目ではありませんが、胃腸を休ませることの大切さがわかります。ガンをわずらっている人にとって過食は厳禁です。食べたものがガンのエサになるからです。

④ガンを悪化させる夜食直後の睡眠

「あ～食べた。お腹いっぱい！」と言いながらゴロンと横になり、お腹をポンポンと叩く。そんなお父さんが多いのではないでしょうか。ここまでならＯＫ。でも、このまま眠ってしまうのはいけません。食べてすぐに眠ってしまうと、胃に食物が残り消化不良が起こるからです。

その結果、胃の中で悪玉菌（特にピロリ菌）が増殖し、これが腸に入ります。また、胃で未消化だった食物は腸で消化されることになりますが、これは消化酵素の浪費にもつながります。さらに腸でも消化できず、食べ物のカスが腸に残る確率が高まります。この残ったカスは腐敗菌の培養地となります。

やがて、さまざまな有毒物質が生じ、腸の中も腐敗します。腐敗菌のあとには恐ろしいアンモニアが出現、これが胃腸病のみならず、あらゆるガンや病気のもととなります。「食べてすぐ眠る習慣」を改め、せめて三時間は起きていましょう。

⑤昼夜逆転生活を避けること

二四時間営業のコンビニエンスストアやファミリーレストラン、カラオケボックス、深夜も営業する居酒屋など、現代は眠るのが惜しくなるような誘惑がいっぱいあります。「忙しくて眠れない」とか「夜勤で眠れない」という人もいます。そんな方には申し訳ないと思うのですが、やはり睡眠はできるだけ夜にとってください。

先ほどお話ししたように、人体には「生理リズム」が備わっているからです。午後八時～翌朝午前四時までは「吸収と代謝」の時間帯。ここで体は必要な栄養分をとり入れ、細胞のメンテナンスや再生を行ないます。この時間帯に睡眠をとらないと、ホルモンバランス、代謝活動、自律神経が乱れてきます。

特に成長期には、この時間帯に体が成長するので、夜更かしは厳に慎むべきです。日中にいくら眠っても、夜ほどの睡眠効果は得られません。昼夜逆転の生活は、やがて確実に病気を招きます。遅くても午後一一時には熟睡していたいものです。良質な睡眠を得るため、部屋は暗くし音はなくします。夜は元気に動き回るのではなく、「元気を取り戻すための時間」と心得ておきましょう。

⑥よく噛むこと

「しっかりと噛んで食べなさい」とは子供の頃からよく言われていることですが、ほとんどの人が実践できていません。その原因のひとつに、柔らかい食品が増えていることが挙げられます。よく噛まなくても飲み込めるものが多いのです。白米もそうですし、パンもそうです。

また、現代人の忙しさも原因に加わります。駅の「立ち食いそばの店」の前を通ると多くのビジネスマンが店内で食事をしているのが見えます。時間に追われているのでしょう。よく噛むことなく、せわしなく胃袋に流し込むような食べ方をしています。

よく噛むことは大切です。食物の消化を助けるのはもちろんのこと、次のような利点もあるからです。
・脳が活性化する。
・消化酵素が活性し、ムダ遣いも省ける（その分、代謝酵素をほかの活動に回せる）。
・消化ホルモンが活性化する。
・歯やアゴを鍛えられる（虫歯・歯周病の予防、誤嚥《ごえん》性肺炎の予防に役立つ）。
ひと口三〇回噛むことをめざしましょう。満腹効果もあり、ダイエットにもつながります。こんな昔の狂歌があります。
——鶴亀の　齢《よわい》願わば　ツルツルと　飲まずカメカメ　噛めよカメカメ
鶴や亀のように長寿でいたかったら「よく噛め」という教えです。

⑦歩くことでガンの死亡率を半減

歩くこと（ウォーキング）は健康の基本です。私たちはふだん、何気なく歩いていますが、多くの筋肉や関節を使っています。太もも、すね、ふくらはぎ、膝など、歩くのに使っているのは足だけではありません。お尻、背中、腰、腕、首など全身の筋肉を使っています。

赤ちゃんはうまく歩けません。また、お年寄りの中にはうまく歩けない人もいます。歩くことは、さまざまな筋肉をバランス良く使わなければならず、実はむずかしいことなのです。

また、歩くには内臓の働きも必要です。歩行中は多くの血液を全身に送るために、心臓や肺は活発に動きます。「足は第二の心臓」とも言われますが、それは血液を全身に流すポンプ機能が足の腓腹筋《ひふくきん》（ふくらはぎ）にあるからです。ウォーキングはこの腓腹筋を活性化させるのに最も効果的なのです。

歩くことで、さらに血流は良くなります。歩かなければ、筋肉だけでなく心肺機能をはじめとする内臓の働きが悪くなり、それにより全身の細胞も衰えます。細胞が生き生きと働くためにも、毎日の歩行は必要不可欠な習慣です。免疫力もアップします。

理想は一日一万歩、距離にして六～七キロです。でも、これだと一時間半くらいかかってしまいますので、三〇分くらいでもかまいません。毎日が無理なら、週に三日程度でも効果はあります。「何キロ歩く」「何歩歩く」といった数値を目標にして行なうと強制感が伴いますが、歩くことだけを目的にして気が向いたときに行なえばいいのです。なお、同じ歩くなら午前中がおすすめです。

大切なのは「全く歩かない」という習慣をなくすこと。ふだん、あまり動かない生活をしている人は、「ちょっと歩いてみるか」と気軽に外に出てみましょう。

外に出るだけで気分は良くなります。日光を浴びると「幸せ物質」と呼ばれるセロトニン・ホルモンが増え、精神的にも落ち着きます。

増えたセロトニンは夜間にメラトニン・ホルモンに転換され、これが良質な睡眠をもたらしてくれます。さらには体内でビタミンDが作られ、そこからカルシウムが産生され、骨や血管を丈夫にしてくれるため、ガンや高血圧、糖尿病の予防にもなります。

外に出て歩くことは、脳への刺激にもなります。意識しなくても、目や耳や鼻、肌にあたる風、体中の感覚器からさまざまな情報が入ってくることを脳は喜びます。

興味深い調査・報告があります。「東京ガス健康開発センター」では、社員九〇〇〇人を対象に、一六年間にわたり「歩くことと健康に関する調査」を行ないました。「毎日一時間歩行している人」と「ほとんど歩いていない人」を比較した結果、歩いている人たちの「ガンの死亡率」は、歩かない人のおよそ半分だったのです。

なお、ガン患者の方にはハードすぎる運動は禁物です。あまりにハードだと体中が活性酸素だらけになるからです。適度なウォーキングがベストなのです。

⑧日光に当たること

つい最近まで、紫外線は「皮膚ガンの原因」「しみ、しわの元凶」と悪者扱いされてきましたが、これはとんでもない間違いでした。

肉食中心の人は日光に当たった結果、皮膚ガンになる傾向が強まりますが、生の野菜やフルーツをたっぷり摂っている人にとって、日光はむしろ大いにプラスになるのです。

日光の効果が見直されたのは、ビタミンD_3が体内に出現し、大きな抗酸化力を発揮することがわかってきたからです。日光が皮膚に当たると、皮膚に存在するコレステロールがビタミンD_3に転換し、これが腸管からカルシウムを効率良く吸収させます。

このカルシウムは、外敵を駆除したり、血管を拡張したり、動脈硬化を改善する一酸化窒素（NO）（注）の原料になったりします。ビタミンD_3は全身に流れ、ほかの抗酸化物質と共同で活性酸素を退治します。

（注）気体のホルモンで、これが体内に出されると血管が拡張し循環が良くなることから病気になりにくいとされています。日光浴、アルギニン、質の高い酵素などによって生じます。

その結果、梗塞や高血圧、インポテンツ、ガンや難病の予防・改善に効果があると言われています。日光によるビタミンD_3の活性は、大腸ガン、乳ガン、胃ガン、肺ガン、子宮ガンといったガンの改善に顕著な効果があることが報告されています。

⑨「日々の笑い」を心がけること

「笑う門《かど》には福来《きた》る」ということわざがあります。これは本当のことで、幸福とともに笑いによって健康も得られる、と私は思っています。ガン治しもまず笑うことで改善を始めます。英語にも「Laughter is the best medicine.（笑うことは最良の薬になる）」という言葉があります。

「笑い」によって免疫が高まること、血糖値の上昇が抑えられることなどは、医学的にも検証されています。アメリカの体験例を紹介しましょう。

米国の著名なジャーナリスト、ノーマン・カズンズ（一九一五～一九九〇年）は、強いストレスの影響からか、五〇歳のときに首から下が麻痺するという病気になってしまいました。入院、薬漬け、点滴漬けという生活を余儀なくされますが、病状はいっこうに回復しません。

そこで思いきって病院を出て「薬と点滴漬け」の生活をやめることにしたのです。代わりに実行したのが「笑い漬け」の生活でした。ホテルの一室で、毎日、コメディや映画やお笑い番組を見続けました。すると八日後には手の指が動き、数か月後には、この難病が完治してしまったのです。

あなたの毎日にも、ぜひ笑いをとり入れてみてください。意識の持ちようの大切さについては、次の実例が参考になると思います。

●意識改革がガンを治す

どんなガンでも、気の持ちようがきわめて大きな因子となります。胃ガンの肝臓転移で、

（表4）ガンにならない「9つの習慣」

1 夜食は午後8時までに終えること

2 朝のおすすめはフルーツ

3 過食禁物。腹八分目を目標に

4 ガンを悪化させる夜食直後の睡眠

5 昼夜逆転生活を避けること

6 よく噛むこと

7 歩くことでガンの死亡率を半減

8 日光に当たること

9 「日々の笑い」を心がけること

余命半年という男性がいました。男性は西洋医療の薬を一切拒否して、毎日、散歩・日光浴・半断食・良いサプリメント服用という生活を続け、同時に、ガンに対する意識も大きく変えました。とことんガンを忘れるようにしたのです。

それまでは、いつも苦虫を噛み潰したような顔をしていたことを指摘されたため、意識してニコニコするようにし、人の批判や噂や悪口を封印し、日常的に他人をいたわる意識を持つようにしました。さらに、時々テレビのお笑い番組を見て、大笑いすることも心がけました。

そうした日々を続けたところ、不思議なことにガンは半年後に半減、一年後にはさらに半減し、三年後にはガンがあるにもかかわらず元気で生活していたのです。

担当医からは「信じられないけれど、たまにはこんなことがあるんだね。でも肝臓に転移があってこんなに生きた人はほとんど見たことがないですね」と言われたそうです。

こんな経過はあまりないように思うかもしれませんが、意識を変えると実は誰にでも起こる可能性があるのです。もちろん、鶴見式医療による「食事の改善」「質の高いサプリメント」「ホルミシス温熱治療」「抗酸化撃退」も必要だと思いますが、マイナスの想念をプラスの想念に切り替えることは、きわめて重要な病気治しの要素だと言えます。

このような心の改善を「意識改革」と言いますが、ガンがあって、そのガンがたとえ転移だらけであっても、治っていく人は意識改革がうまくいった人なのです。もちろん、同時に睡眠や食生活も改善する必要があります。意識だけ変えても生活習慣の改善をおろそかにすれば、間違いなくガンは悪化していきます。

第6章

大いなるやすらぎ、「ファスティング」のすすめ

「ファスティング」という言葉自体、ずいぶんとポピュラーになってきました。私が患者さんに「あなたにはファスティングが必要です」と、来る人来る人に「ファスティング」を指導し始めたのは一九八五年頃ですが、当時は「ファスティングって何ですか」とよく訊かれたものです。

最近はそういう人はいなくなりました。「ファスティング=断食」と連想する人が増えたからでしょう。ただし本来は「ファスト=断食」で、「ファスティング」は「断食を実行する」という意味になります。本書では便宜上「ファスティング=断食」とさせていただきます。

●私がファスティングを推奨し続ける理由

私は一九八五年からファスティングを私の患者さんに推奨し、指導していました。ですからファスティング指導歴は三〇年を超えました。「塩と水」のみの生活をしばらく続けることが本来の断食ですが、これは一般の人にとって過酷なため、ちょっとした栄養素を少量摂取する「半断食(ハーフ・ファスティング)」が行なわれることが多くなっているようです。私もこの「ハーフ・ファスティング」を治療にとり入れて三〇年以上経過します。

しかし、この半断食、実行する人やグループによって中身は正に千差万別。さまざまなグループや道場で「半断食」が行なわれていますが、内容はかなり異なります。

現在、私がすすめている半断食法は「少量の野菜おろし」のみを朝と夕に長期間続けてもらい、その後、「フルーツ生野菜ミックスジュース」のみを朝と夕にコップ一杯飲んでもらう、というふうに移行していくものですが、必ず酵素の存在するメニューということは一貫しています。

私はなぜ体が冷えるように思われる「野菜おろし」や「フルーツ生野菜ミックスジュース」をとり入れているかというと、この組み合わせが本来の断食（塩と水のみ）に近く、かつ酸化を防ぐ栄養素（ファイトケミカル、ビタミン、ミネラル、そして酵素）に満ちた食べ物だからです。カロリーは少なくして活性酸素を除去するために理想的なメニューなのです。

半断食がうまくできずに当クリニックに来られる人を診ることがあります。失敗の理由はとり入れたメニューに問題があるからだと思います。先日来院されたあるガンの患者さんは、ある場所で開催された「玄米食 断食合宿」に参加したそうです。

この断食合宿では、玄米飯に塩をかけて朝夕食べるだけの半断食を何日間も繰り返したそうですが、少しもお腹が空かず、ガンのマーカーは悪くなった、と話していました。

また別の断食道場では玄米スープのみを朝夕飲むという内容、さらにまた違う道場ではミルク断食（これは最悪）を実施、そのほかサプリメントのみの断食や生卵断食、味噌汁断食などの情報を耳にしますが、こうしたやり方ではほとんど酵素がなく、ファイトケミカルやビタミン、ミネラルも大変少ないという共通の欠点が存在します。抗酸化物質が欠乏していては、いくら断食や半断食を続けていたとしても、ガンが良くなることなどないと思います。

●ファスティングの起源と目的

ファスティングはおそらく大昔からあったに違いないと思います。紀元前五〇〇年頃に生まれたとされるお釈迦様の伝記などを見ても、修行中に仲間と断食を行なっていることが記されています。もちろん、お釈迦様が断食の創始者ではなく、それ以前から宗教家たちが修行の一環として断食を敢行していたことからすると、大昔から行なわれていたのでしょう。

最近では、米国のジョエル・ファーマン医師（現在、全米一のファミリー・ドクターとして知られています）がファスティングの必要性について『Fasting and Eating for Health（健康のためのファスティングと食生活）』という著書の中で「ファスティングはあらゆる病気の治療としてとり入れるべきだ」と「医療としての必要性」を説いています。

二〇一二年二月九日には「ファスティングはガン細胞を弱体化させる」という研究論文がアメリカの医学誌『Science Translational Medicine（医療に役立つ科学）』に掲載されました。発表したのは南カリフォルニア大学長寿研究所のヴァルター・ロンゴ教授（老人学、生物学）らです。教授らはマウス（ネズミ）で実験をし、ガンに罹患しているマウスに絶食（断食）させたところ、腫瘍が弱体化、化学療法の効果も上がったとする内容の論文を発表したのです。

教授らは「断食は正常細胞を化学療法から守る」と結論づけました。具体的には、ガンの種類を「乳ガン」「悪性黒色腫」「神経腫瘍」「ヒト神経芽《しんけいが》細胞腫」に広げ、マウスで実験。その結果、すべてのガンで断食と化学療法を組み合わせた場合は、化学療法だけの場合よりも生存率が高く、腫瘍の成長も遅く、さらに腫瘍の転移率が低かったのです。

二〇一〇年には乳ガン、尿路ガン、卵巣ガンなどの患者一〇人を対象にした研究で、化学療法の前二日間と後一日間絶食した場合、化学療法の副作用が少なかった、と報告しています。ロンゴ教授は次のように言っています。

「ガン細胞を打ち負かす方法は、ガン細胞を狙い撃ちする薬を開発することではなく、正常細胞だけが直《ただ》ちに順応できる絶食によって極端な環境を作り、ガン細胞を混乱させるということが重要です」

これはエビデンスとしては本当に画期的な報告でした。私のように一九八〇年代から断食を主体に治療をしてきた医師にとっては、実にありがたい発表でもありました。何千億ドルも投入して開発している抗ガン剤や分子標的薬よりも、単に絶食（断食）したほうが改善効果が高いことを証明したからです。

ファスティング（断食）はフランスの栄養学界では昔からとり入れていました。ファスティングがあまりに効果的なため、このグループの人たちは、ファスティングのことを「メスのいらない手術」と呼びました。ファスティングはガンを弱体化させる最大の方法なのです。

ロンゴ教授は化学療法を併用していますが、化学療法を行なわないほうがもっとうまく改善できます。「化学療法はかえって邪魔になる」と言い切れるのは、私が過去三〇年の間、数千人の患者さんにファスティングを指導し、すばらしい効果を上げてきた、という実績と自負があるからです。

ファスティングを行なうというのは大変なことです。空腹との勝負だからです。しかも良いファスティング（ケトン体を出すファスティング）では三～五日は「好転反応」という症状がたいていの人に起こります。この好転反応が嫌でやめてしまう人もいます。それでもファスティングを行なう意味・目的は何なのでしょうか。

精神修行（宗教関係者が多い）、ダイエット、美容、ハンガーストライキ、デトックス、健康改善、治療目的（ヘルスケア）といったものが考えられますが、本書では以下、治療を目的とした話をしていきます。

●ファスティング中の排便と宿便

断食とは物を食べないことですから、「便秘するのではないか」と思われる方も多いかもしれません。何も食べなかったり、少しの野菜おろしのみでは数日間排泄されないこともあります。断食または半断食を始めて三日以内に大便が出たとしたら、それは腸に残っていた便でしょう。

何も食べていないから便が出ないように思うかもしれませんが、半断食を五日以上やっていると大量に便が出るケースが多くあります。この場合、食物のカスが大便になったわけではなく、細胞の崩壊物が便となって排泄された、と考えられています。

一〇日も経つとビックリするほどの大便が出てきます。臭くないのに量は多いのです。これが「宿便」です。断食中に腸を内視鏡で見ても何もないのだから宿便などあるはずがない、と言う人がいますが、とんでもないことです。太りに太った細胞がどんどん削られて腸から出ていくのです。つまり宿便の正体は細胞の崩壊物だったのです。

人間は一日に一〇〇〇億～一兆個もの細胞が崩壊して、それだけの量の細胞が新生しています。ファスティングを実行すると、次のような流れで大便が出ます。

細胞の崩壊物質↓全身の細静脈《さいじょうみゃく》に流れ↓肝臓から↓胆管を経て↓十二指腸に入る↓さらに空腸へ↓回腸へ↓大腸へ↓結腸へ↓直腸へ↓そして肛門から排泄。

このファスティング時に排泄される大便が「宿便」と呼ばれるもので、たとえ水しか摂取していなくても、内視鏡で大腸に何もなくても便が出ます。太りに太った毒素細胞（脂肪細胞や重金属・糖化物質など）がどんどん自然に抜け落ち、それが全身の細静脈に入った後、肝臓に集められ、それが胆管から十二指腸に入り、腸に行き、大量の便となって排泄されていきます。

これ以外にも一部は「汗」になって出ていくし、また「尿」としても排泄されていきます。いわゆる「細胞便秘」がファスティングを実施することによって、細胞が自ら死を選び（アポトーシス。細胞の自死現象）、崩壊物（＝宿便）となって排泄されるのです。

太りに太った細胞は毒の塊のようなものです。中身は脂肪細胞がほとんどで、糖化物質、毒性重金属などです。前述したように脂肪細胞は悪玉サイトカイン（ＴＮＦ－α、ＰＡＩ－1、アディポサイトカイン、ＩＬ－6）を満載しており、ガンや難病、生活習慣病に直結します。

重金属には毒性のカドミウムや水銀、ヒ素、鉛、銀、アルミニウムや環境汚染物質も含まれていて、こうした物質がガンの患者さんの体内に細胞としてあるのですから、その細胞を断食で排泄せずにガンが治るはずはありません。

●好転反応とその解除法

ファスティングをすると早ければ一日、通常は二～四日で好転反応とされる症状が出てきます（症状が出てこないケースもあります）。好転反応とは吐き気、嘔吐、足の冷え、頭重《ずおも》、頭痛、倦怠感、背痛、腰痛、関節痛、めまい、口臭などのような症状です。

もちろんこれらの症状がすべて出るわけではないし、人によって症状に差はあるでしょう。いずれにしても、こういった好転反応が出てくる原因は、細胞自身がアポトーシス（自死）を選択し、崩壊した細胞の毒素が体内に多くあったからです。

毒素細胞のほとんどが脂肪細胞ですが、一度体内に入ったら抜け出さないとされる糖化物質もファスティングで出てくるし、重金属や環境汚染物質も排泄されます。

抜け出たものは全身の細静脈に流れ出て肝臓に集合しますが、これらが抜け出る際に、その毒素によって炎症反応が強く出てきます。これが好転反応です。細胞内の毒素物が多い人や、いわゆる細胞便秘の程度が重い人ほど症状が強く出てきます。

好転反応は全身が一時的に炎症を起こすので、ひどい場合は吐いたりもします。毒素細胞が抜け出てしまえばなくなる症状ですが、好転反応の症状自体を減らすことで治療を円滑に進めることも大切になってきます。

そこで、私が患者さんに伝えている症状軽減の方法をご紹介します。

・足湯を行なう（かなり効果あり）。
・抗酸化で抗炎症のサプリメントを摂取する（良質の水素、ハーブサプリメント、春ウコン、梅肉エキスなど）。

・ホルミシス（低線量放射線）効果のあるサウナに入る。
・温泉に長く浸かる。
・湯たんぽを使う（足元と腹にのせます）。

●ガン以外へのさまざまな「ファスティング効果」

当然のことながら断食にはガン以外への効果もあります。風邪などは三〜四日の「野菜おろし断食」で治っていきます。糖尿病などは断食や半断食をせずして治すことはむずかしいでしょう。

心臓病も脳の病気も、眼の病気も耳の病気も胃腸病も皮膚病（アトピー）も喘息も呼吸器疾患も白血病も悪性リンパ腫も、とにかくありとあらゆる病気に効果的と言っても過言ではありません。ガンを撃退したいのなら、化学療法を行なわずに「断食から半断食」というプロセスのみでガンを縮小させられるのです。

私には長い間の治療で培ったノウハウがあります。ほとんどのケースで改善していける「特別な断食法」を経験から導き出したのです。

人間は食物を食べることによって生きていることは間違いありません。食べなければ生命活動が維持できません。食べることによって肉体（細胞）を作り、エネルギーを供給していきます。

同時に、食べることは体内にさまざまな害をもたらしているのも事実です。例えば、肉などの動物性食品を食べすぎると体内にアンモニアの残留物（窒素残留物）が蔓延し、ケーキや砂糖菓子のような糖化物質を多く食べると胃腸内は腐敗だらけになります。

また、体内でエネルギーを燃やすことは何かしらの酸化をもたらすことになるので、活性酸素（フリーラジカル）が生じて、これも病気の温床になります。酸化はサビであり腐敗であり、老化し、病気になり、やがて朽ちる原因となります。人間は生まれた瞬間から、このようなプロセスで生涯を送るようになっているのです。

無病で長寿な人生を送るためには酸化を防ぐ「抗酸化な生活」が求められますが、食生活を含めた日常生活そのものが酸化を伴う活動なので、全く酸化しない生活というのは無理なのです。

どのように工夫や努力をしても少しずつ酸化し、活性酸素は生じます。だからこそ、ファスティングなどをとり入れ、体内に蓄積した毒素を排出し、体内の細胞をできるだけクリーンにしていく必要があり、そのための「抗酸化な生活」が求められるのです。

「ファスティング」の効用ははかりしれませんが、主なものは次のとおりです。

①活性酸素の減少

ファスティングを長く行なうと、体内の細胞が新生され、良質の細胞が多くなっていくのですが、このときほとんど酸化しない条件下で細胞の新生が行なわれるため、ファスティングの際には活性酸素の出る量が大変少なくなる、と考えられます。

活性酸素がガンの直接原因ということを考えると、ファスティングの重要さを改めて認識できるというものです。

②ミトコンドリア系のエネルギー産生

第二の利点は、エネルギー効果が圧倒的に高まることです。解糖系エネルギーより、ミトコンドリア系エネルギーのほうが、比較にならないくらいエネルギー産生を行ないます。

解糖系は糖をエネルギーとするため二分子しかエネルギーとなりませんが、ミトコンドリア系は酸素をエネルギーとすることにより、三八分子もエネルギーを産生できるのです。解糖系より一九倍も多いですし、しかもクリーンです。

ファスティングを行なうと、ケトン体エネルギーが作動し、ミトコンドリア系が活性化することが知られています。

ガン細胞は糖（ブドウ糖）しかエネルギー源にしません。つまり二分子しかエネルギーをもらわないで生きている不思議な物質です。しかも酸素を嫌います。それゆえ断食してエネルギーをミトコンドリア系にするとガンはますます減りやすくなるのです。

ガン細胞が嫌う酸素を補給するため、ファスティング中に深呼吸を心がけることもおすすめします。

③ガン細胞の自死現象

ガン細胞はミトコンドリア系のエネルギーが作動すると弱体化し、アポトーシス（細胞の自死現象）を起こすことが知られています。

第三の利点は、このような「ガン細胞のアポトーシス（自死）化」です。ガン細胞のアポトーシスは、細胞内にある遺伝子のあるメカニズムにスイッチが入ったときに起こります。数日間ファスティングし、ケトン体のエネルギーになると、このスイッチが入ります。

ファスティングでなくてもかなり低いカロリーの酵素食（ハーフ・ファスティング）で

もこのスイッチは押されると考えられますが、アポトーシスのスイッチを確実に押すためにはファスティングがベストとなります。

④長寿遺伝子の活性化

第四の利点は、長寿遺伝子（サーチュイン遺伝子）が活性化されることです。北極に近いグリーンランドに棲息する細菌にはサーチュイン（酵素の一種）がしっかりと存在しているそうです。一方、赤道直下にいる細菌はこの遺伝子が全く活動していないといいます。過酷な環境で生活している生物ほどサーチュインは活性化されるのです。

サーチュインが活動する条件、つまり数日間のファスティングという遺伝子にとって過酷な条件を設定することで確実にスイッチが入ると考えられます。二〇〇八年には京都大学のチームが「線虫にファスティングをさせたら、長寿遺伝子が活性化して寿命が延びた」と発表しています。

⑤炎症の軽減

第五の利点は、「症状の改善」と「ＣＲＰ（炎症や感染症の指標となるＣ反応性タンパク）数値の正常化」です。ファスティングをすると毒が抜けていき細胞が新品のように再生されます。同時にＣＲＰ数値が驚くほど正常化します。これは当クリニックの指導でファスティングを実施したすべての患者さんで確認できました。

ファスティングが炎症を軽減する（取る）最善の方法である証拠ですが、さらに大きな利点としては、体中が抗酸化物質で満たされることです。

脳はブドウ糖によるエネルギーを止め、ケトン体によるエネルギーを使うようになります。ケトン体によるエネルギーによって、ミトコンドリア系のエネルギー回路がしっかり回るようになり、あらゆる細胞が活性化していきます。

⑥善玉サイトカインの出現とスリム化

脂肪細胞から出る悪玉のサイトカインはあらゆる病気を作ります。例えば「ＴＮＦ－α」からは糖尿病やガン、「アンギオテンシノーゲン」からは高血圧、「ＰＡＩ－１」からは血栓が出てきます。

一方、善玉のサイトカインとしては「アディポネクチン」が挙げられます。このアディポネクチンが体に出るときわめて健康になることから、超善玉の脂肪由来のサイトカイン

（ホルモン様物質）と言われています。「アディポネクチン」には、①動脈硬化の改善、②脂肪の燃焼と肥満の抑制、③アンチエイジング効果、④ガンの予防――の四つの良い作用が指摘されています。この「アディポネクチン」はファスティングで生じてくるのです。

⑦皮下脂肪の減少

体に悪い中性脂肪の減少に貢献します。中性脂肪は悪玉サイトカインを発生させる最も良くない物質です。その中性脂肪を激減させてくれるのです。

⑧善玉コレステロールの活性化

体に悪いコレステロール（ＬＤＬ）が減り、体に良いコレステロール（ＨＤＬ）を増やします。このことが毒素を排出させ、延命につながります。

⑨深い睡眠とあらゆる症状の低減化、エネルギー・アップ

・呼吸が楽になり（イビキの改善）、深くよく眠れるようになります。朝の目覚めはスッキリ。

・大便量増大、大便の無臭化。紙の不要も可能です。
・小便量増大、小便の無臭化。尿が臭くなくなります。
・汗をしっかりかきます。
・空腹感を覚えます。
・しみ、しわが減少、肌ツヤ改善。
・あらゆる痛みの軽減、「こり」などの軽減（肩こりも治ります）。
・疲れにくくなります（活性酸素が減るためと筋肉に乳酸が出なくなるため）。
・エネルギッシュになります。
・体重が減り、健康的でスリムな体になります。
・頭が冴えます（勉強や仕事がはかどります）。
・心に余裕ができます。その結果、創造力が増します。

●私のすすめる断食メニュー＆半断食メニュー

（ア）断食の場合、「梅干しのみ」です。

（イ）半断食の場合、「梅干し＋ダイコンおろし」です。

断食や半断食実行の際、それぞれのメニューで朝と夕に食べると、かなり効果が出ます。ダイコンをすりおろしたときに生じる物質、イソチオシアネート（スルフォラファン）はスカベンジャー（抗酸化物質）として最高のもの。酵素、ビタミン、ミネラルはこのダイコンおろしからたっぷり摂れます。

どんな病人でも、最初の三～五日間は①「梅干しのみ」で始め、その後は②「梅干し＋ダイコンおろし」に移行します。五～一四日間くらいの実践なら問題ないでしょう。①②は必ずケトン体エネルギーが出るので、期間中は絶好調になるでしょう。

なお、梅干しにはかなり塩分が含まれているので、できるならコップ一杯の水に梅干しを入れ、一～一・五時間浸けてから水を捨て、塩を減らして口にしたいものです。市販の梅肉エキスは塩が含まれていないので、梅干しの代替食品として使えます。

（ウ）フルーツによるハーフ・ファスティング

（ア）（イ）を五～二〇日間行なったあとはフルーツによる半断食がおすすめです。フルーツも抗酸化力が強いので、（ア）（イ）のあとに行なってください。

●ファスティング後にめざすライフスタイル

①酵素が生きているローフード（生の食物）主体の食生活（一日の食事の六〇～七〇％をローフードにする）。
②少食（一日の摂取量一〇〇〇～一五〇〇キロカロリー）。
③夜食の禁止（午後八時以降は食べない）。
④朝食は野菜おろし＋フルーツオンリー。
⑤食べてすぐ眠らない。
⑥間食の禁止（食べるならフルーツか生野菜に味噌を添える）。
⑦ウォーキングの励行（一日六〇～九〇分歩く）。
⑧日光浴（皮膚ガンのおそれなし）。
⑨ストレスを溜めない（精神状態を安定させる）。

とにかく腸を良くすることが自然免疫力強化に直結します。そのためにもファスティング、食生活改善、最良のライフスタイル、そして最良の精神状態が必須条件となります。

腸を良くするサプリメントとして、①プロバイオティクス（善玉菌）、②プレバイオテイクス（善玉菌を助ける物質）、③ファイバー（食物繊維）、④酵素サプリ——が必要となります。

繰り返しますが、ガンや難病の患者さんが避けるべき食べ物や習慣には、次のようなものがあります。

・動物性タンパク質。
・砂糖菓子やグラニュー糖。
・農薬のかかったもの、添加物。
・加熱オンリー食。
・悪い油脂食。
・過食。

多くの場合、三か月我慢すれば、症状改善が実感できます。

第7章

不変の「スーパー酵素医療」

——具体的療法と治癒例

(1) 私の医療哲学

●「スーパー酵素医療」の二大原則

私の治療法は大きくまとめると、次の二つの方針に基づいています。

(ア) 原因を正すこと――因果の法則

(イ) 気を上げること――陰陽の法則

この二つは私たちが存在している宇宙の二大法則です。この二大法則を無視しては病気はなかなか治りません。

(ア)の「原因を正すこと」に関してはすでに記しました。繰り返しは避けますが、例えば、乳ガンや前立腺ガンの原因物質である「ＩＧＦ－１(インスリン様成長因子１)」を含んでいる食べ物を摂り続けながら病気を治すことなどできません。原因を排除することは、最優先にされなければならないことなのです。

ところが西洋医療家はこれを無視しています。あるオンコロジスト(抗ガン剤専門医)は私に対して、次のように主張しました。

「食事とガンとは何の関係もありません。抗ガン剤を与えずに、どうやって治すというのですか」

これは二〇一〇年頃の話ですが、抗ガン剤専門医をはじめとした日本の医者はここまで遅れているのです。今や「ガンの原因は食事にある」ということを世界中の医者が理解し始めているというのに、残念なことです。

（イ）の「気を上げること」とは、活性酸素を退治し体の中の悪い脂肪細胞を排除し、細胞個々にエネルギーを与えることです。私はこの（イ）を行なうために長期間にわたり患者さんとともに試行錯誤を重ねてきました。

その結果、私はかつてないほどの効能を持つサプリメントを開発できましたし、最高レベルの機能を持つ医療機器を見つけることができました。また、最高のホルミシス・グッズやホルミシス岩盤、そして強力な水素点滴も手に入れることができました。私は現在、こうしたものを駆使して活性酸素や糖化物質を排除し、「気（体内エネルギー）」を上げて患者さんと対峙しているのです。

●私が到達した9つの治療方針

具体的には、次の①〜⑨が私の治療内容です。

①ファスティングとその後のヴィーガン食の指示。
②原因となる食べ物の排除。
③最高・最強のサプリメントの活用（酸化しないものを半年間使用。特に水素サプリ、酵素サプリ、DHA製剤の三種が効果大。ほかに亜鉛+微量ミネラル剤、ファイバーサプリ、乳酸菌製剤、ハーブサプリなども使用）。
④ライフスタイル改善の指導。
⑤体温上昇のための具体的方法の指導。
⑥ホルミシス効果を活用する装置とグッズ（HSP）の提供。
⑦特殊な音響による波動調整器の活用。
⑧抗酸化力を非常に強める特殊な点滴治療（かなり効果あり。特に水素点滴）。
⑨意識改革の意味と必要性の教示。

私はこの①～⑨を状況によって組み合わせ、時にはすべてを用いながら治療しています。
①～⑨には治療の二大原則（ア）の原因の改善も入りますし、（イ）の陰陽の調和による気の向上ももちろん含まれます。これらの効果のすばらしさについて、具体的な症例を

挙げて報告したいと思います。

逆説的に言えば、これらを行なわずして、どうして転移したガンが治るというのでしょうか。

●目には見えない体内状況を知る検査

判断を誤らず、治療をより確実に遂行するために、私のクリニックで行なわれている主な検査は、次のとおりです。

①血流の計測
血液の流れを六〇〇倍の装置で計測し、血管の中の赤血球の流れをチェックします。これによって体質も知ることができます。

②血管年齢の計測
血管壁の汚れの程度をチェックし、血管年齢を確認します。

③体内波動の計測
「メタトロン」と呼ばれるロシア製の装置です。日本では一部の大学病院でも使われている高価なものですが、頭から足の先までの体内臓器、骨、神経、血管の波動が正常

な状態からどれほど逸脱しているかを知ることができます。ただし、その解読にはそれなりの技術と経験が必要になります。

④一般的な採血

採血によって肝機能や胆管機能、腎機能、炎症感染、貧血、脱水、アレルギーなどをチェックします。

オプションとして次の検査も可能です。

①毛髪検査

根元から三センチ程度の髪の毛を少量採って、体内に蓄積した重金属（水銀、カドミウムなど）、アルミニウム、ヒ素、ミネラルのバランスをチェックします。

②環境汚染物質の検査

朝一番の尿を調べ、化学物質（パラベン、ベンゼン、フタル酸塩など）をはじめ、プラスチックやダイオキシンなど環境汚染物質が体内にどれくらい蓄積しているかをチェックします。

③IgG（免疫グロブリンG）の反応検査

食品アレルギーについての詳細がわかる検査です。アレルギーのある人は、一般的な血液検査でアレルギー反応が出ますが、ふつうの検査では詳細な点まで把握できないため、この検査によって九六種類の食物を調べ、患者さんがどの食品に対してどの程度のアレルギー反応があるかを確認できます。

④ピロリ菌の検査

唾液を採って胃の中にピロリ菌が潜在しているかどうかを調べます。

⑤CTC（血中循環腫瘍細胞）の検査

CTCの検査では、ガン細胞が初期の患部から離れ、血流に乗って全身を循環することで、離れた組織にガンを広げる可能性があるかどうかをチェックします。患者さんのガン細胞に対し、どのような薬剤や天然成分（ビタミンCなど）が有効であるかを知ることで、再発リスク、転移の可能性についての情報が得られ、再発予防対策が可能となります。

そのほか、ご希望により当院紹介のクリニックにてCT検査やMRI検査を行なうことも可能です（この場合は保険適用になりますので、保険証をご持参ください）。

(2)「スーパー酵素医療」の成果

近年の「スーパー酵素医療」の成果は、我ながら目をみはるほど向上しています。末期ガンですら完治することが多々あるからです。

前述した基本的治療内容の①〜⑨のうち、①〜⑥は必ず指導します。③のサプリメントでは必ず「水素サプリ」を多用します。最悪の活性酸素であるヒドロキシルラジカルを退治できるのは、私の治療経験上、これしかないと言えるほど、効果は絶大です。

また最近は、免疫力を調整する免疫活性剤「担子菌培養抽出エキス」も併用し、ガンの改善度はさらに高まっています。

これらに加えて⑧の「水素点滴」も行なっています。

また、④と⑤でポカポカと体をあたためることも重要なポイントです。

さらなる重症患者さんには⑦も併用します。二種類の波動調整器も強力なパワーを発揮して改善へと導いてくれます。

⑧の点滴は即効性に富み、⑥のホルミシス・ベッドに寝てもらうこととの相乗効果でさらに効力を高めます。

そしてなにより⑨の意識改革！　自ら「治ろう、治そう、治すんだ」という前向きな心が改善への最大・最強のパワーになってくれることは言うまでもありません。また「悲観的な考え方」の解消も重要です。不安感や絶望感にとらわれていては治るものも治りません。そのための対策を講じているのです。

【症例1】右乳ガンⅡA期（女性、昭和五八年生まれ。初診時三一歳）

この患者さんは、大病院で「右乳ガンⅡA期」と診断されました。「乳ガンのⅡA期」とは、「しこりの大きさが二センチ以下で、腋の下のリンパ節への転移がある場合、またはしこりの大きさが二・一～五センチで腋の下のリンパ節への転移がない場合」を指します。

病院からは「即手術を」と促されましたが、この女性は自然療法（ナチュロパシー）を求めて私のクリニックに来院。当院を訪れるのは一般的な病院では手の施しようのない患者さんが多いのですが、この方の「乳ガンのステージⅡA」のように、手術の可能性のあるケースでは手術をすすめることが多くあります。

ただし、手術後に何もせずにいると新たな転移ガンが再び出現する可能性があるため、二〜三か月は徹底的に「スーパー酵素医療」を実践していただき、免疫力のついた段階で手術してもらうよう指導しています。この患者さんにも次のように伝えました。

「あなたの場合、手術は必要だと思います。ただし、二〜三か月は徹底的に『スーパー酵素医療』を実行して腸管免疫と全身免疫を上げておかないと、のちのち転移だらけになります。それを避けるためにも、二〜三か月、私のメニューに従っていただき、免疫力がとことんついた段階で手術してください」

この患者さんには、治療①のファスティングと②の食養生と③の最強サプリメント、そして⑥のホルミシス岩盤などをミックスし、しっかりと実践してもらいました。

三か月後にCTとMRIを実施したところ、ほとんどガンらしきものは、消失していました。手術を延期してもらって、さらに四か月間、「スーパー酵素医療」を続けてもらいました。

四か月後の結果も同様で、ガンは見えなくなったままでした。そこで手術は中止になりました。その後、二年以上経過しますが、ガンはいまだに消えたままの状態です。

【症例2】C型肝炎 原発性の肝臓ガン（男性、昭和九年生まれ。初診時八〇歳）

この患者さんは、長年C型肝炎をわずらっていて病院で治療をしていました。二〇一一年一〇月、CTで三センチの影が見つかり、「C型肝炎による原発性の肝臓ガン」と診断されました。「陽子線治療」が行なわれたのち、「抗ガン剤」投与を拒否して、私のクリニックを訪れました。

二〇一三年七月から、治療①のファスティング、そして②の食養生、③の最強サプリメント、④のライフスタイルの改善、⑥のホルミシス岩盤、ホルミシス効果の活用で治療しました。

二〇一三年一一月、つまり私が治療を始めてから四か月後にCTを撮ったところ、ガンらしき影はどこにもなくなっていました。その後も慎重に治療を継続中ですが、①〜⑥の治療の威力に自ら感動しています。

【症例3】大腸ガンの腹膜転移（女性、昭和二九年生まれ。初診時五九歳）

一般的に言って、大腸ガンの場合、初発で完全に取り切れない限り、転移が起こって完治した例はほとんどありません。もしも過去に大腸ガンの転移患者が一〇〇〇万人いたとしたら全員が亡くなっていることでしょう。

それほど難敵なのが、「大腸ガンの転移患者」です。それを知っているだけに、私とて軽々しく「治ります」などとは決して言えないし、言いません。

また、患者さんが女性ならば、物理療法（ホルミシスなど）を行なっているときに、付き添いのご主人に、次のようにお話ししています。

「大腸ガン転移のケースで治った人を私は見たことがありません。西洋医療はもちろんのこと、多くの大腸ガンを診察してきた私ですらそうなのです。おそらく奥様も少しずつ悪化していくことと思いますが、それは覚悟しておいていただきたいのです。私にできることは、しっかりと延命できる方法をお教えすることです」

ところが、腹膜に転移したこの患者さんの場合、①～⑧の治療で奇跡が起こったのです。三か月経過後、ＣＴ検査でガンは見当たらなくなり、血液データ検査でも正常になっていたのです。

私は、通常伝える右記の言葉を二回目の受診時にご主人に告げるつもりでした。ところが初診から三か月後の二回目の受診時にＣＴと採血が全く正常化していたため、告げるのをためらいました。

さらに一か月後の次の受診時には、きっと悪くなっているに違いないから、この言葉を申し上げるつもりでいました。ところが三回目も正常な状態は変わりありませんでした。その後、何回か来院され、初診から二年三か月経過した頃、私は自ら驚愕した感想をお二人にお話ししました。

「大腸ガン転移で治った人など一人も知りません。そのくらいタチ（性質）の悪い病気なのです。そこで二回目の受診の際に、実は延命しかできない、ということをご主人に申し上げるつもりでした。ところが、検査データを見ると全く正常化してしまったため、言いそびれてしまいました。その後もずっとデータが正常値を示していることは、本当に完治してしまったということを教えてくれているのです。これは、奇跡も奇跡、私にとっても信じられないことです」

患者さんもご主人もビックリした顔で言いました。

「なんとなく、大腸ガンの転移が悪いことは知っていましたが、そんなにタチの悪い病気だったのですね。でも、ずっと正常化しているということは治っているんですよね。先生のお陰です。この治療法がすばらしかったからでしょう。本当に感謝に堪《た》えません」

この患者さんは、すでに発症して五年経過した二〇一八年夏の時点でも完治状態が続いています。

【症例4】右大腿平滑筋肉腫瘍のリンパ節転移（女性、昭和四九年生まれ。初診時三八歳）

この患者さんの症例も正に奇跡といえるものでした。肉腫があり、病院で手術後、肺に転移、頸部リンパ節転移があり、病院からは「悪性すぎて何をやっても治ることはない」と言われていたのです。患者さんは抗ガン剤を拒否し、私のクリニックを訪れました（病院側でも抗ガン剤しかないが、あまりすすめられないと言っていたそうです）。

①〜⑧の治療でみるみるうちに治っていきましたから驚きです。現在、発症して五年経ちますが、どこにもガンはありません。病院側はこのように言っていたそうです。「絶対にあり得ません。奇跡という言葉は使いたくありませんが、これは奇跡的完治例です」と。

昔から肉腫のタチの悪さはよく知られていたことです。しかし当院だと、こんなことも起きるのです。サプリメント（水素カプセル）の威力、ホルミシスの威力、ファスティングの威力などが相乗効果を発揮した成果だと思います。

ホルモン由来のガンを「ホルモン依存性ガン」と呼んでいます。これは食事が原因でガンになっていることを示すものです。悪い食品として最悪なのは、乳脂製品と肉、加工肉、鶏卵などが挙げられます。ただし、この原因をほとんどの医者が気付いていないことが不思議でなりません。

【症例5】肺腺ガンⅣ期（男性、昭和一八年生まれ。初診時六八歳）

肺腺ガンⅣ期の患者さんで良くなった例について記します。この患者さんは来院前、大病院で手術をせず、抗ガン剤をやらず、放射線をやらず、CT検査を行ない、胸水の組織診で「肺ガンⅣ期」と診断されました。右肺にやや大きい五センチもの辺縁不整のガンらしきものがあり、また胸水もあり、その胸水を抜いたところ悪性だったため「肺腺ガンⅣ期」と診断されましたが、夫人の要望で手術も抗ガン剤投与も放射線治療も行なわず、当クリニックに来院されました。①～⑨の治療を実施したところ、ガンはどんどん退縮していきました。三年半経った現在でも非常に元気で、十数キロやせた以外は見た目も健康です。

毎日自分の畑を耕し、真っ黒になって自分で作った野菜と買ってきたフルーツをしっかり食べ、元気な毎日を送っているそうです。

こうした経過は、来院以前に抗ガン剤のような異物を注入しなかったから実現できたのだと思います。肺腺ガンⅣ期で治った人はほとんどいませんので、こういう完治例は実に貴重だと思います。私は今、「真実の自然免疫療法さえ行なえば誰でも治るのではないか」とさえ思っています。私の患者さんの中には、このようにして完治された方がほかにもいらっしゃるからです。

【症例6】食道ガン（男性、昭和九年生まれ。初診時八〇歳）

この患者さんは二〇一五年一〇月末に病院で食道ガンと診断され、病院から「手術日を決めましょう」と言われ、一二月初めの手術実施を決定。男性は甥御さんに相談したところ、その方が私の患者さんだったため私に相談されました。手術まで五〇日間何もしないで待っていることが不安だったようです。

私の治療法は栄養学に基づいた食養生を徹底的に実行してもらい、病気治しの根本から指導するやり方です。原因から良くしていくことがすべてを良くすることにつながることになります。生活習慣病も難病も、眼も耳も鼻も、痛みも疲れも、骨も生理も、とにかく何でも食養生が基本なのですが、私は次のことを男性に指示しました。

①食事では、動物性タンパク質と高GI食（特に砂糖菓子）を中止。生野菜やフルーツを多くする。②サプリメント（鶴見式水素を一日一五カプセル）の大量投与。

こうして男性は、五〇日の間、しっかりと食養生を実行しました。

五〇日後、病院に行き手術室に入りました。麻酔をかけ、さあ今から手術という段階になって、担当医は部位確認のために内視鏡検査を行ないました。ところが驚いたことにガンがあった部位にガンは存在しませんでした。担当医は食道を丹念に再確認し、胃も見ました。しかし、どこにもガンは全く存在しませんでした。その結果、手術は中止となりました。

この男性のその後の状況もまたすばらしく、何度内視鏡検査をやってもガンは存在しませんでした。そして当クリニックでの免疫を高める治療もあって、三年ほど経った今でも全く異常はなく、お元気なのです。

【症例7】胃ガン（男性、昭和二一年生まれ。初診時七二歳）

胃ガンを宣告されたにもかかわらず、切らずに治した方もいます。二〇一八年四月、胃痛のため、ある病院で内視鏡検査を受け、胃ガンと診断されました。

全摘出手術をすすめられたため、同年五月に私のところに来院されました。

まず私が指導したのは、「断食とヴィーガン食」を繰り返すことでした。そのほかには、次のようなことを指示しました。
・鶴見式水素と「ドクターアオザ」と「すし乳酸菌」と「梅肉エキス」を多用すること（一二月から「バイオレック」を一包追加）。
・温湯セラミックを購入し、湯船に入れ四〇℃の湯に三〇分間入り、四五℃の熱い湯に八分間入るという入浴法を一日二回行なうこと。
・岩盤浴マット（玉川湯の花マットなど）の上に「ヘキサシート（大）」を敷き、そこに寝て、五五℃に温度を設定して睡眠をとること。
・散歩を午前中に四五分間、午後に四五分間行なうこと。
・寝る前に自分のご先祖様に感謝の言葉を呟くこと、など。
患者さんにはこれらのことを実行していただき、紆余《うよ》曲折はありましたが、二〇一八年一二月には大変良くなってきたので、二〇一九年の一月初めに「国立がん研究センター」で内視鏡検診をしてもらいました。

結果は、組織診ではガンがどこにも見当たらない状況でした。しかし「がん研」では、

「ガンがなくなるはずはないし、ガンがあった箇所にたまたまガン細胞がなかっただけなので、万全を期して全摘してみましょうか」と手術をすすめられたそうです。

患者さんは言下に断わり、「がん研」をあとにしたそうです。数日後、私のクリニックを訪れ、次のように話してくれました。

「がん研の検診で七か所も患部周辺組織を採って調べた結果、ガン細胞がないということは完治した証拠だ、と認識しています。つまり鶴見先生のお陰で治ったのだと思っています。ありがとうございました」

こうした医者冥利に尽きる「感謝の言葉」を患者さんから頂戴したとき、この仕事をしていて本当に良かったなあ、と自分のこと以上に喜びたくなるのです。

【症例8】大腸ガンのリンパ節転移（女性、昭和三一年生まれ。初診時五八歳）

二〇一五年一一月末に大腸ガンが発覚。二〇一五年一二月、大腸ガンの手術実施（人工肛門はせず）。二〇一六年一月リンパ節に転移。親しい友人に電話で相談したところ、友人が私の患者さん（難病克服者）だったため、私に相談されました。

私は①食事改善、②サプリメント（鶴見式水素とスーパーオリマックスの二種類）を多く飲むことを指示。そして一か月後の二〇一六年二月末、同じ病院でCTと内視鏡にて検査したところ、あったはずの転移ガンが全く見当たりません。担当医は「いやぁ、消えてますね。何でかな。まぁ油断しないで三か月後に再検査しましょう」と驚きながら話したそうです。

三か月後の再検査でも同じ状況でした。担当医は一言「うーん。すばらしい」と言って唸ったということです。大腸ガンからの転移で治った例は見たことがないので、本当にすごい症例だと思います。その後も何度か検査しましたが、異常はありませんでした。当クリニックに来院してから正常のままなのです。

【症例9】膀胱ガン（男性、昭和一五年生まれ。初診時七〇歳）

二〇〇二年、後ろ側の腰に痛みが出て、最寄りの病院で診てもらったところ、検査で膀胱ガン（小指の先ほどの大きさ）と診断、内視鏡による切除術を行ないました。

二〇〇六年に再発し、再び手術。二〇〇七年にも再々発で手術。ゲルソン療法も行ないましたが、うまくいきませんでした。二〇一〇年には三たび再発して四回目の手術。手術はすべて内視鏡によるもので、二〇一一年四月一四日には膀胱ガンが発覚、しかも尿管の中にはヘビが顔を出すような形のガンがありました。

このときも手術で除去し、これで手術は五回にも及びました。しかし、五回目の手術の後、またまた再発。この患者さんは内視鏡手術が嫌になり探したあげく、私のクリニックにたどりついたそうです。

私は治療法の①~⑨を徹底的に実行してもらいました。三か月後に大学病院で内視鏡検査を実施したところ、その結果に驚きました。完治です。あれだけひどかったガンがすべて消えていたのです。

その後五年経ちますが、ガンの再発は全くありません。この患者さんには現在、「鶴見クリニック患者様の会」の会長をやっていただいています。あまりの劇的な治り方に感謝され会長役を引き受けてくださったのです。


【症例10】乳ガン、乳ガンの肺転移（各女性二人、二〇一八年初診）

二〇一九年一月七日から四日間、昨年、私のところで乳ガン治療を受けた患者さん四人が続けて来院されました。二〇一八年、乳ガンから肺に転移後に来院された方が二人、そして乳ガン発覚後に手術せずに治したいとして私のところを訪れた患者さん二人でした

（四人の患者さん同士に面識はないので、それぞれ別々に来院されています）。

うれしいことに患者さんたちは四人とも、今年に入っての検査でCT、MRIともにガンは見当たらないと診断されました。彼女たちはヴィーガン食に徹していて、異口同音に「もう肉も魚もおいしく感じないので、食べたくなくなりました」と話していました。

治る人は食生活を変えていくときの気持ちがやはり違います。「まだ油断しないでください」とは伝えましたが、そんな心配も杞憂《きゆう》になりそうな状況です。

ただし、乳ガンからの転移ガンのケースで、すべてがこのように治るとは思わないでください。

【症例11】急性骨髄性白血病（女性、昭和三一年生まれ。初診時三二歳）

白血病の中で助かる可能性のあるものは、急性骨髄性白血病です。難病なので、治すにはかなりの努力が必要ですが、上手にやると完治するケースがあります。

二〇一七年春、三〇年ぶりに昔の患者さんから電話がありました。

「私は、三〇年前に先生のところで急性骨髄性白血病を治してもらったNですが、覚えていらっしゃいますか？」

「覚えていますよ。本当に久しぶりですね。で、どうなされましたか」

「あのときは本当にありがとうございました。夫の転勤であれ以来、地方に行って生活していました。先生のお陰で本当に健康になり、その後、先生が東京でご活躍とネットで知り、あまりになつかしくなって電話をかけてしまいました。すみません」

「それなら、けっこう、けっこう」といった会話を交わしました。

この女性は三〇年前の三一歳のとき、体調が悪くなり病院に入院したところ急性骨髄性白血病と診断されました。しばらくしてから抗ガン剤を大量に投与され、激しい副作用に苦しみました。髪は抜け落ち嘔吐は続き、全身の倦怠感は言葉にできないほどつらいものでした。

抗ガン剤を投与されたためか、脳の中にカビが生えていることすら判明しました。ひどい口内炎にも悩まされ、白血病で亡くなった歌手の本田美奈子さんとそっくりな症状が現われたのです。

Nさんはこのままでは悪くなる一方だと感じ、大胆な行動をとりました。自分で点滴を抜き、荷物をボストンバッグに詰め、看護師に次のように言い放ったそうです。

「このままじゃ殺されますので、私、もうこの治療はやめにして自主退院させてもらいます。治療費はあとで振り込みます」

Nさんが病院の玄関へと向かったところ、看護師たちが大挙して追いかけてきました。

「Nさん、今退院したら死にますよ。思いとどまってください」

彼女たちは口々にそう言いましたが、Nさんの意志は固く、よろけながら歩き続けたそうです。すると今度は、それを聞きつけた担当医が追いかけてきました。Nさんの退院の意志があまりに強いため、あきらめて次のように言いました。

「よくわかりました。で、どこの病院へ行かれるのですか?」

「まだ決まっていません」

「では、ひとつだけお願いがあります。紹介状を書きますから、それを持って今度行く病院の担当医に手渡してください」

自主退院に成功したNさんは、帰宅後、自然食中心の食生活を送っている人たちに「どこへ行けばいいのか、教えて」と尋ね回りました。

そうした経過を経て当クリニックに来院、厳格なファスティングと最良のサプリメントを中心に①~⑨の治療法（二七五ページ参照）を実行したところ完治に至った、という次第です。

それから三〇年。お元気な声が受話器から聞こえてきたときには本当にうれしくて、自分のやってきた治療法は間違いではなかった、と確信しました。抗ガン剤漬けの末に亡くなった本田美奈子さんがなんとも痛ましく思えて仕方ありません。

(3) 症例関連(40年間の臨床体験から思うこと)

※子宮ガンについて

私のクリニックには子宮ガンの患者さんが非常に多く来院されます。子宮頸ガンにおけるステージは「0期、Ⅰ期、Ⅱ期、Ⅲ期、ⅣA期、ⅣB期」のように六段階とされていますが、このうち私のクリニックでは0期とⅠ期の段階ではほとんど完治しています。問題は、Ⅱ期とⅢ期です。

大病院では通常、抗ガン剤の大量投与で治療に当たります。その結果、治ることはなく、亡くなっていくケースがほとんどです。国立がん研究センターでは「五年生存率」の高さを標榜《ひょうぼう》し、治療の効果を喧伝してかなり完治しているように印象付けていますが、それは数字のトリックであり、五年経過した直後に死亡しても「治った」と判定しているからです。

五年少々の期間で亡くなってしまうような治療法が、抗ガン剤と放射線です。本当の意味で完治させる治療を、なぜしないのか。また、そのような治療を患者側もなぜ受けるのか不思議です。

一〇〇％の確率とは言いませんが、こうした転移ガンについても当クリニックでは完治に持っていったケースが多くあります。特に絶望的とされるⅣ期にしても、可能性がないはずはない、と思っています。

※肺腺ガンについて

当クリニックにガンで来られる方で最も多いのは、何といっても乳ガンですが、次いで多いのが前立腺ガン、次に肺腺ガン、胃ガン、そして子宮ガンの順となります。肺腺ガンⅣ期の方が多いのには驚きますが、この現象はホルモン由来のガンが増加している結果でしょう。

ホルモン由来のガンを「ホルモン依存性ガン」と呼んでいます。これは食事が原因でガンになっていることを示すものです。悪い食品として最悪なのは、乳脂製品と肉、加工肉、

(表5) 肺ガンのT分類

T1a	腫瘍の最大径が2センチ以下。
T1b	腫瘍の最大径が2センチを超え3センチ以下。
T2a	腫瘍の最大径が3センチを超え5センチ以下、 あるいは3センチ以下で臓側胸膜に浸潤がある。
T2b	腫瘍の最大径が5センチを超え7センチ以下。
T3	腫瘍の最大径が7センチを超え、胸壁・胸膜・横隔膜・ 心膜などに広がっている、あるいは主気管支への 広がりが気管分岐部から2センチ未満。
T4	縦隔・心臓・大血管、気管などへの広がりがある。

(表6) 肺ガンの病期

リンパ節への転移、別の臓器への転移 / 大きさ・広がり(T分類)	リンパ節への転移がない	気管支周囲、肺門リンパ節に転移がある	縦隔のリンパ節に転移がある	反対側の肺のリンパ節や首の付け根のリンパ節に転移がある	肺の別の場所への転移(胸膜播種、悪性胸水)、脳、肝臓、副腎、骨などに転移がある
T1a	IA	IIA	IIIA	IIIB	IV
T1b	IA	IIA	IIIA	IIIB	IV
T2a	IB	IIA	IIIA	IIIB	IV
T2b	IIA	IIB	IIIA	IIIB	IV
T3	IIB	IIIA	IIIA	IIIB	IV
T4	IIIA	IIIA	IIIB	IIIB	IV

鶏卵などが挙げられます。ただし、この原因をほとんどの医者が気づいていないことが不思議でなりません。

肺腺ガンもホルモン依存性ガンです。肺腺ガンの分類（T・N・M分類）は、Ⅰ期（ⅠA、ⅠB）、Ⅱ期（ⅡA、ⅡB）、Ⅲ期（ⅢA、ⅢB）、Ⅳ期に分類されています。ガンの大きさと転移の有無、そして転移の広がりによってこれらの分類がなされています。

通常は二九九ページの表5、表6のように分類されているのが肺ガンです。しかし肺ガンは、腺ガンであろうが、扁平上皮ガンであろうが、小細胞ガンであろうが、どんなステージであっても予後が悪い（助かる可能性が低い）ことで知られています。

例えば、ⅠA（Ⅰ期のA）であってもⅣ期であっても死亡率はきわめて高い。もちろん、Ⅳ期のほうが早く亡くなることは間違いありません。しかし、Ⅰ期であろうが、Ⅱ期であろうが、手術後に転移だらけになっていき、どんな治療をやっても悪化して亡くなっていくケースが大変多いのです。

なぜ、Ⅰ期で手術しても転移だらけになるのでしょうか。

Ⅰ期というのは腫瘍の最大値が二センチ以下の大きさです。万一その極小ガン細胞を見つけたとしても、そこにはすでに二〇〇〇万～一億個のガン細胞が存在していることになり、その時点でガンは全身に流れこみ、走り回っていることは間違いない、とされます。

そのため極小のガン患部を切除したところで、体中に流れているガンが手術後大繁殖しかねません。それゆえ、たとえI期の段階でも死ぬ確率は非常に高くなるのです。

※肺腺ガンが治らない理由

肺ガンや肺腺ガンの予防対策として、広く「早期発見、即手術で治ります」と喧伝されていますが、ガン細胞の大きさや肉眼で捉えにくいガンの流れをきちんと理解していない人の口にする言葉です。当クリニックで肺腺ガンの治療にあたるケースも多いのですが、残念ながら私に治せる可能性がある人はわずかしかいません。なぜならば、ほとんどの人が手術、抗ガン剤、放射線を大病院で行なってきてから来院しているからです。

この三大治療（特に抗ガン剤と放射線治療）はただ単にガンを体内に撒《ま》き散らすだけでなく、ガンの悪性を強化させているから困るのです。反抗ガン剤遺伝子（ADG。アンチ・ドラッグ・ジーンズ。五二ページ参照）が出て、抗ガン剤に耐えるほど強力なガン細胞が全身に蔓延してから来院されても、さすがに治すことはできません。

ただI期やII期の状態で手術したあと、一〇年経っても転移が起きない場合があります。

そういう人は本当の自然免疫療法を知っていて、手術後に実行している人ではないかと思います。いわゆる、免疫リンパ球療法とか、樹状細胞療法とは全く違うもので、食事や断食やサプリメントで腸内環境を良くする自然の免疫強化法のことです。

最近では最高の水素サプリメントと担子菌を使った免疫活性剤の併用で、Ⅳ期の状態ですら改善も可能になってきました。

※前立腺ガンについて

前立腺ガンは、一九五〇年当時、国内の死亡者はわずか一八人のみでしたが、二〇一〇年には一万人以上の方が亡くなっています。その原因は一にも二にも戦後、肉、鶏卵、乳脂製品、砂糖菓子といった人体にはふさわしくない食品が急増したことでしょう。

こういった食品は体の中で「ＩＧＦ－１（インスリン様成長因子1）」が急増します。体内に「ＩＧＦ－1」の量が多くなり長い期間経過すると、「ホルモン依存性ガン」になることが判明しつつあるのです。「ホルモン依存性ガン」で最も有名なのは、やはり乳ガンや子宮ガンが代表です。男性では前立腺ガンでしょう。

意外かもしれませんが、肺腺ガン、膀胱ガン、大腸ガン、卵巣ガン、甲状腺ガン、腎ガンも「ホルモン依存性ガン」です。前立腺ガンですが、当クリニックの①～⑨のやり方とホルモン療法の組み合わせはすばらしい。ことごとく良くなっているからです。

※白血病について

白血病をネットで検索すると、次のように記載されています。

「血液のガン」ともいわれ、遺伝子変異を起こした造血細胞（白血病細胞）が骨髄で自律的に増殖して正常な造血を阻害し、多くは骨髄のみにとどまらず血液中にも白血病細胞があふれ出てくる血液疾患である。白血病細胞が造血の場である骨髄を占拠するため造血が阻害されて正常な血液細胞が減るために感染症や貧血、出血症状などの症状が出やすくなり、あるいは骨髄から血液中にあふれ出た白血病細胞がさまざまな臓器に浸潤（侵入）して障害することもある。

治療は抗ガン剤を中心とした化学療法と輸血や感染症対策などの支持療法に加え、難治例では骨髄移植や臍帯血移植などの造血幹細胞移植治療も行なわれる。大きくは急性骨髄性白血病（ＡＭＬ）、急性リンパ性白血病（ＡＬＬ）、慢性骨髄性白血病（ＣＭＬ）、慢性リンパ性白血病（ＣＬＬ）の四つに分けられる。（以上、ウィキペディア

参考）

大病院ではたいていの場合、抗ガン剤の大量投与で治療にあたるのですが、これで本当に完治するのか、大いに疑問です。ただし、私にとっても急性リンパ性白血病と慢性骨髄性白血病だけは治すことができません。この二つはそれこそ西洋医療で治していただきたいと思っています。

※悪性リンパ腫について

悪性リンパ腫の一般的概念について、次のように記載されています。

血液のガンで、リンパ系組織から発生する悪性腫瘍。

リンパ系組織は全身を巡っているため、肉腫および癌腫のガンとは異なり、外科手術による切除は行なわず（ただし腫大による圧迫などを緩和するため姑息手術を行なうことはある）、主に放射線治療および化学療法を適応する。リンパ腫には「良性」はないため、必ず「悪性」ということになるが、日本語の病名としては明示的に「悪性リンパ腫」と呼び習わしている。診療科目は血液内科や耳鼻咽喉科などである。

リンパ腫は全身に発生するというその性質上、治療を行なってもガン細胞が完全に消えたことを証明することはできないので、そのため「完治」という表現はせず、腫瘍を検出できなくなった時点で「緩解（寛解）」したと表現する。これは、同じ血液のガンである白血病と同様の扱いである。「緩解」に至ってもガン細胞が残存しているケースがあり、再発するケースもある。

原因はわかっていないが、ウイルス説・カビ説・遺伝子説・などがある。小児白血病、絨毛ガンなどと並んで、悪性腫瘍の中では、比較的抗ガン剤が効きやすいとされる。抗ガン剤は活発な細胞を攻撃するため、一般に、ガンの進行が早い悪性度の高いものほど抗ガン剤に対する感受性が強く、進行の遅い低悪性度は感受性が低いとされている。（以上、ウィキペディア参考）

悪性リンパ腫の治療には抗ガン剤と放射線治療が一般的で、よく行なわれています。私はこうした治療をする前に私の主張する治療法（食事療法とサプリメント）を実践して、体質を良くしてから行なってもらいたいと思います。

なぜなら、原因は不明ながらも、リンパに入ったガンということは「油脂の質が悪くなって起こったガンに違いない」と考えるからです。

油脂は他の栄養素と違って血中に入らず、その九五％はいきなりリンパに入っていきます。その油脂の質がきわめて悪いことからこのガンになる、と私は思います。最も凶悪な油脂は、①トランス型脂肪酸、②酸化油脂、③リノール酸油です。

私の経験では悪性リンパ腫になって当クリニックに来た人は、すべてにわたりこの①〜③の油、とりわけ①②の油漬けの人が多かったことから、確信を持ったのです。前述したように、トランス型脂肪酸とはまさに「プラスチックを溶かした油」と言っても過言ではありません。

プラスチックを溶かして飲んでいれば何らかのガンになるのでしょうが、悪性リンパ腫がその筆頭ではないでしょうか。もしトランス型脂肪酸が最大の原因ならこの油を使用した食品を中止せずに治るはずはない、と思えてきます。

第8章

最後に――

●「オプジーボ」は救世主になりうるか

二〇一八年一〇月一日、ノーベル賞医学生理学賞に京都大学高等研究院副院長・特別教授の本庶佑《ほんじょたすく》氏が受賞したという朗報が日本中を駆け巡りました。

免疫抑制するPD－1（免疫細胞）を発見し、そのPD－1の働きを失《な》くす薬を開発したということが受賞の理由でした。その薬の名前が「オプジーボ（一般名ニボルマブ）」です。

理論も立派ですし、「免疫を活性化する際、PD－1という物質がガン細胞と結合することでブレーキがかかり、免疫細胞の働きが失くなるため免疫力を発揮しないということを見つけ出し、そのブレーキを失くす薬」ということですから、これなら副作用も出にくいでしょう。

ということは、オプジーボの投与によって免疫力が発揮され、ガンは一気に消滅する可能性が高まります。「進行性肺ガン患者の五年生存率が一六ポイントも上昇した」と米国では発表されています。保険の対象とされるガンは「悪性黒色腫」「肺ガン」「腎臓ガン」「ホジキン病（ホジキンリンパ腫。悪性リンパ腫の一種）」「胃ガン」「頭頸部ガン」「中皮《ちゅうひ》腫《しゅ》」だそうです。すなわち、抗ガン剤の効かなかったガンばかりということです。ノーベル賞を受賞した薬ですから、これを使える対象のガンは今後さらに増えていくことでしょう。

「がん研有明病院」の医師などは「進行ガン患者の長生きを可能にした驚きの薬」と、その偉業をほめたたえていますが、同じ日の新聞には次のような記事も掲載されています。

「ただし万能ではない。オプジーボが効くのは対象となるガン患者の二〜三割と言われる。効果が見込める患者を事前に選択する方法は確立されておらず、投与されても効かない患者も少なくない」

ましてやかなりの高額ですし、効果が二〜三割ということで、はたしてこの薬がそんなにすばらしいものなのか、と思われた方もおいでかもしれません。

二〜三割しか効かないということは、七〜八割の人には効果がないということでもあります。しかも効いたとしても完治するわけではありません。近藤誠氏の著書『あなたが知っている健康常識では早死にする！』（徳間書店刊）には「オプジーボは抗ガン剤と同等か、それ以下の効果しかない」と書かれていました。さらに、証拠を挙げて「抗ガン剤と五十歩百歩か、それ以上に危険な薬」とも書かれていました。

また、ある「がんセンター」の医師の間では「九九％効かない」とウワサされているとも聞きました。これだけ理論がしっかりしているのに高い確率で効果が表われない理由は何なのか。

私としては、次のようなことがネックになっているのではないか、と捉えています。

（ア）ガン患者は元来、免疫細胞の出方がきわめて悪いため。

（イ）免疫細胞がガンをやっつけても、それ以上にガン細胞の増殖のほうがすさまじいため。

（ウ）人間本来の免疫（腸管免疫）とは無関係な免疫のため。

そもそもガン患者さんの免疫力は、ほとんどが弱体化しています。いくら免疫力をブレーキ（抑制）する物質を解除しても、免疫細胞自体が少なかったり弱かったりしたら、免疫力を発揮できないことになります。本質的な腸管免疫の働きが良くない人ばかりなのですから。

また、繁殖していくガン細胞の膨大な量を考えると、味方の免疫力が弱く、しかも敵が強すぎるという状況では、免疫力でガン細胞を撃退させること自体が無理な話だというのは自明の理です。

本書における最大のテーマは、「免疫力の再生」と「免疫細胞の万全な活性化」です。しかし、免疫そのものが弱りに弱ったうえでの薬の投与では、効果はほとんど期待できないでしょう。オプジーボの場合、効き目への対価という点では高すぎます。

オプジーボを生かすための最優先事項とは、腸にある免疫細胞を活性化させることです。そして、体内で大量に繁殖する活性酸素を退治することです。

人体には免疫力が備わっていますが、次のことを優先して行なわない限り、「腸管免疫の活性化」と「活性酸素の除去」にはつながらないでしょう。

①食生活を見直す。
②体温を上げる。
③エネルギーを高める。
④食生活以外にも生活習慣を見直し、生活環境を改善する。
⑤活性酸素をとる技法。

私自身の長い臨床経験から、少なくとも右に列挙したことを実践しなければ、ガンは完治に向かわないと思います。

ノーベル賞を受賞したことで今後、オプジーボはますます話題になることでしょう。しかし、騒がれているほどには効かないのではないか、という意見や風評も増えてくることが考えられますし、すでにいくつかの文献に出てきています。そうした流れの中、オプジーボを効果的に使用するにはどうすればいいのかを考えることが必要となるでしょう。

私のガン改善療法の根本は、徹底的に免疫力を高めることにあります。もちろん体温も上がります。そうした状況を作ったうえでオプジーボを使えば、その力は最大限発揮されるはずです。

人間という動物は「原因を正す」という行為を面倒くさがってあまりやりたがりません。ですから、「オプジーボを飲めば治る」というと、みんな飛びつくわけです。

しかし、こうした免疫増強剤的抗ガン剤に気をとられ、原因治しとエネルギーアップをきちんと行なわないと、結局はガン細胞に負けてしまいます。

最後にもう一度、繰り返します。「免疫の活性化」という点において、オプジーボはほかの抗ガン剤より良い薬かもしれませんが、免疫力を万全に回復してから投与しないと効果は薄いだろう、というのが私の考えです。

●愛する患者さんへの想い

私は人間に対し限りない愛情を抱いています。人柄がとても良いのに、残念ながら「食」についての知識不足だったことでガンになった人に対しては本当に「何とかしたい」と心から願うのです。そして「何とかしよう」と全力で治そうとしているのです。そしてそういう人は末期でもたいていぐんぐん治っていくケースがあります。

またお年寄りは、お年寄りにしか出せないあたたかい波動を人々に送っているので、この人たちを邪険に扱うと必ず何らかの代償を払うことになります。

私はこういうお年寄りや弱っている人、傷ついている人に対して心の支援、心のケアをしようと願い、初診の際、患者さん一人に対して九〇分かけてお話しして、その結果、患者さんの体調が少しでも良くなっていけばこの上なく幸せなのです。お年寄りには幸せな晩年を過ごしてほしい、と私は切望しています。

体が衰弱した人、心が傷ついた人、西洋医療で失敗した人、気持ちのやさしい人、こうした患者さんは大歓迎です。

私のところへ来院された患者さんには、次のようなことを事前に知っておいてもらったうえで、納得して治療を受けていただいています。

○ガン患者さんを治すために私なりに精一杯努力しますが、すべての人が完治するわけではないこと。

○転移だらけで悪性度の高い人の場合、完治するまで治すことは私でもかなりむずかしいこと。

○右記のような状況でも延命できること。

○尋ねたいことがあれば、どんなつまらないと思うことでも私に直接電話かメールをしてくれてかまわないこと（私の患者さんなら無料）。

○もし私のやり方で疑問や不満があり三大治療を希望されるときは、遠慮せずに知らせてほしいこと。また、三大療法との併用でも良くなる確率が高いこと。

○もしご家族が三大治療を支持し、私のやり方に異を唱えたり、私のやり方を好ましく思わない場合、本人が私の治療を希望したとしても、最初に西洋医療にて治療を受けていただきたいこと。

私が患者さんに接する際には、とことん親身になって全力投球の対応をします。それは患者さんになんとか治ってほしい、という一心から自然と出てくる行動です。その真意を患者さんにもぜひわかっていただいて、改善・完治という形で応えていただきたい、と心からそう思っています。それは、臨床医として過ごした「絶望と喜びの三十数年」という歳月から私が患者さんから教わったことでもあるのです。

あとがき——涙と笑顔に導かれた療法

私がガンをわずらっている患者さんたちとともに、治療への道を開こうと開業医として闘い始めてからすでに三十数年経ちます。笑顔を失った患者さんたちにほほえみをとり戻してあげたいという一念で治療に邁進してきましたが、医師としての私の足跡は、まさに試行錯誤の歴史でもありました。

いわゆる「ガンの三大療法」の処置をうけた患者さんが快方に向かい、健康をとり戻してくだされぱそれに越したことはないのですが、私の知る限り、そうしたケースはわずかしかありませんでした。

自分のクリニックを開設してからは、心身ともにボロボロになった患者さんが訪れ、大病院での治療におけるさまざまな体験談をうかがううちに、私の嘆きと悲しみは怒りと失望へと変わっていきました。

患者さんや家族の方が涙する姿を見るにつけ、少なくとも私のところに来られた患者さんはなんとしても救ってあげたいといった気持ちが体中に満ちてくるたびに、それが私の治療の原動力となりました。

私自身に元来、付和雷同しない気質もあったからでしょう。ガン治療のマニュアル以外に、国の内外で「効果がある」とされたものを貪欲にとり入れながら、患者さんとともに二人三脚で闘ってきました。

そして、さほど時を待つことなく、何をさしおいても症状を改善させるための根本は「食べ物の選択」にある、治す立場の者は「患者さんの食生活」に注目しなくてはいけない、という確信を持つに至りました。

なぜならそれは、肉、卵、乳製品、魚などの動物性食品をやめた患者さんの治癒率が突出していたからです。

もちろん「食生活の改善」だけで完治しないケースも多いので、さらにプラスアルファの要素を求めて試行錯誤を重ね、行き着いた先が現在の私が行なっている治療法になっています。

本文でご紹介したように、「食の改善」に加え、「最強サプリメント」とホルミシスなどによる「体温上昇」の相乗効果で、免疫力と改善率は飛躍的に向上しましたが、最も重要なポイントは「患者さんへの食事指導」↓「医師、患者さん、ご家族による三位一体の食生活改善」↓「患者さん自身の食べ物の選択」↓「最良の温熱療法と最高のサプリメント」に尽きる、というのが私の結論です。

海外では「食生活の改善」を中心としたガン治療がますます広がりつつある中、日本の医学界・栄養学界では戦後輸入された旧態依然の栄養学を金科玉条のごとく重要視して、相も変わらず「肉を入れたバランスの良い食事がガン予防につながる」と指導し続けています。

医療の世界全体を覆っている、こうした古い概念を払拭すること、そして「食」について学んでいないほとんどの医師に対し、最新の栄養学を学ばせることでパラダイム転換を図ることなしに、患者さんの命をつないでいくことはこの先も困難なことでしょう。

よその病院でさじを投げられ、私のところに来られてから時を経ずして亡くなった方や、まだ現役バリバリの働き盛りのうちに若くして亡くなられた方もたくさんおいででした。

ご本人もご家族もさぞかし無念の思いでいっぱいだったことでしょう。私にとって、そうしたみなさんの無念さを忘れないことが精進への道につながり、「スーパー酵素医療」

となって結実しました。
本書が世の中の流れを変え、たとえガンになってしまっても、患者さんが笑顔をなくすことなく、ご家族のみなさんが涙することのない世の中が一日も早く来ることを願ってやみません。

二〇一九年、春の佳き日に――。

鶴見隆史

※本書の内容に関するお問い合わせは、左記宛てにお願いいたします。
「医療法人社団　森愛会《しんあいかい》　鶴見クリニック」
〒一〇四-〇〇三二　東京都中央区八丁堀一-七-七　長井ビル4F
TEL　〇三-三五五三-七七一〇　FAX　〇三-三五五三-七七一二
http://www.tsurumiclinic.com

● 『パンと牛乳は今すぐやめなさい!』 内山葉子／マキノ出版
● 『ビタミンがスンナリわかる本』 丸元康生／ライフサイエンス研究所
● 『大病をしない免疫体質をつくる本』 山崎正利／青春出版社
● 『動物としてのヒトを見つめる』 島田彰夫／農山漁村文化協会
● 『食とからだのエコロジー』 島田彰夫／農山漁村文化協会
● 『ガンになる危ない食べ合わせ』 西満正監修、山根一眞著／青春出版社
● 『共生菌の時代がやってきた』 金鋒、宮島賢也／きれい・ねっと（発行）、星雲社（発売）
● 『なぜマルチカロチンがガンを抑制するのか』 西野輔翼、フレデリック・カチック／メタモル出版
● 『スーパー酵素医療』 鶴見隆史／グスコー出版
● 『真実のガン治しの秘策』 鶴見隆史／中央アート出版社
● 『断食でがんは治る』 鶴見隆史／双葉社
● 『朝だけ断食で、9割の不調が消える! 』 鶴見隆史／学研プラス
● 『癌では死なない』 稲田芳弘、鶴見隆史、松野哲也／ワニブックス
● 『フィット・フォー・ライフ』 ハーヴィー・ダイアモンド、マリリン・ダイアモンド著、松田麻美子訳／グスコー出版
● 『チャイナ・スタディー（合本版）』 T・コリン・キャンベル、トーマス・M・キャンベル著、松田麻美子訳／グスコー出版
● 『医者も知らない酵素の力』 エドワード・ハウエル著、今村 光一訳／中央アート出版社
● 『いまの食生活では早死にする』 今村光一監訳／経済界
● 『食事のせいで、死なないために［病気別編］』 マイケル・グレガー、ジーン・ストーン著、神崎朗子訳／NHK出版
● 『牛乳には危険がいっぱい?』 フランク・オスキー著、弓場隆訳／東洋経済新報社
● 『ビタミンCでガンと闘う』 H・L・ニューボールド著、村田晃、加藤富民雄 訳／中央公論社
● 『食物繊維で現代病は予防できる』 デニス・バーキット著、桐山修八監訳／中央公論社
● 『がんを予防する』 ジョージ・E・バークリー著、中村耕三・吉森正喜訳／紀伊国屋書店
● 『土と植物と癌』 A・ヴオザーン著、高宮和彦訳／東京書院
● 『Enzyme Nutrition』 Edward Howell,M.D.
● 『Updated Articles of National Enzyme company』 Dr.Rohit Medhekar
● 『Digestive Enzymes』 Rita Elkins,M.H.
● 『The healing Power of Enzymes』 DicQie Fuller,Ph.D.,D.Sc.
● 『Food Enzymes for Health & Longevity』 Edward Howell,M.D.
● 『Colon Health』 Norman W.Walker,D.Sc.,Ph.D.
● 『Alternative Medicine Definitive Guide to Cancer』 W.John Diamond,M.D. and W.Lee Cowden.M.D. with Burton Goldberg
● 『Menopause Without Medicine』 Linda Ojeda,Ph.D.
● 『Oral Enzymes:Facts & Concepts』 M.Mamadou,Ph.D.
● 『Absorption of Orally Administered Enzymes』 M.L.G Gardner & K.-J.Steffens
● 『Cancer Biotherapy』 Zavadova,Desser,and Mohr

[引用・参考文献] (順不同)

● 『がんを防ぐための新12か条』 国立がん研究センター監修/がん研究振興財団
● 『がん診療レジデントマニュアル』 国立がん研究センター中央病院内科レジデント編/医学書院
● 『がん予防と食生活』 全米科学アカデミー、厚生省公衆衛生局/日本栄養食品協会
● 『厚生の指標』 第27巻第16号、第31巻10号/厚生労働統計協会
● 『厚生白書・昭和58年～60年版』 厚生省編/大蔵省印刷局
● 『治療』 第64巻第2号 (特集 がんの臨床) /南山堂
● 『あなたの癌は、がんもどき』 近藤誠/梧桐書院
● 『「余命3カ月」のウソ』 近藤誠/KKベストセラーズ
● 『これでもがん治療を続けますか』 近藤誠/文藝春秋
● 『抗がん剤の副作用がわかる本』 近藤誠/三省堂
● 『がん治療総決算』 近藤誠/文藝春秋
● 『がん治療「常識」のウソ』 近藤誠/朝日新聞社
● 『「がん治療」のウソ』 近藤誠、小野寺時夫ほか/宝島社
● 『患者よ、がんと闘うな』 近藤誠/文藝春秋
● 『あなたが知っている健康常識では早死にする!』 近藤誠/徳間書店
● 『肉好きは8倍心臓マヒで死ぬ』 船瀬俊介/共栄書房
● 『ガンで死んだら110番』 船瀬俊介/五月書房
● 『ガン検診は受けてはいけない!?』 船瀬俊介/徳間書店
● 『クスリは飲んではいけない!?』 船瀬俊介/徳間書店
● 『抗ガン剤で殺される』 船瀬俊介/花伝社
● 『抗ガン剤の悪夢』 船瀬俊介/花伝社
● 『アメリカ食は早死にする』 船瀬俊介/花伝社 (発行)、共栄書房 (発売)
● 『3日食べなきゃ、7割治る!』 船瀬俊介/三五館
● 『ロックフェラーに学ぶ悪の不老長寿』 船瀬俊介/ビジネス社
● 『ガン「消去法」』 森下敬一/自然の友社
● 『自然医食のすすめ』 森下敬一/美土里書房
● 『ガンは食事で治す』 森下敬一/KKベストセラーズ
● 『長寿の秘密』 家森幸男/法研
● 『「体を温める」と病気は必ず治る』 石原結實/三笠書房
● 『だから、これまでの健康・医学常識を疑え!』 和田秀樹/ワック
● 『がん細胞の誕生』 黒木登志夫/朝日新聞社
● 『ガン制圧への道』 高山昭三/岩波書店
● 『砂糖は体も心も狂わせる』 高尾利数/ペガサス
● 『がん 生と死の謎に挑む』 立花隆/文藝春秋
● 『発がん物質』 杉村隆/中央公論新社
● 『予防ガン学』 平山雄/新宿書房
● 『抗癌剤』 平岩正樹/祥伝社
● 『老化は腸で止められた』 光岡知足/青春出版社

鶴見隆史（つるみ・たかふみ）
1948年、石川県生まれ。医療法人社団森愛会 鶴見クリニック理事長／院長。金沢医科大学医学部卒業後、浜松医大にて研修勤務。東洋医学、鍼灸、筋診断法、食養生などを研究。西洋医学と東洋医学を融合させた医療を実践。米国ヒューストンでディッキー・ヒューラ博士などから酵素栄養学を学ぶ。
病気の大きな原因は「食」にあるとして、酵素栄養学に基づくファスティングや機能性食品をミックスさせた独自の医療で、ガンや難病・慢性病の治療に取り組み、多くの患者の命を救う。
著書に『朝だけ断食で、9割の不調が消える!』（学研プラス）、『1日1本で医者いらずになる 黒バナナ健康法』（アスコム）、『食物養生大全』（評言社）、『正しい玄米食、危ない玄米食』（かざひの文庫）、『酵素で腸が若くなる』（青春出版社）、『きゅうりダイエット スゴうまレシピ』（宝島社）、『代謝を上げると、もっと健康になる!』（三笠書房）など多数。

ガン患者とともに命をつなぐ

2019年5月20日　第1刷発行

著　者　　鶴見隆史
発行者　　佐藤八郎
発行所　　株式会社グスコー出版
〒140-0014　東京都品川区大井1-23-7-4F
販売：Tel 03（5743）6782
Fax 03（5743）6783
編集：Tel 03（5743）6781
Fax 03（5743）6783
http://www.gsco-publishing.jp
info@gsco-publishing.jp
印刷・製本　　モリモト印刷株式会社

ISBN 978-4-901423-24-3　C0047